中医健康绝学系列

心乃大药

行贵禅医悟语

释行贵 著

中国中医药出版社
·北京·

图书在版编目（CIP）数据

心乃大药：行贵禅医悟语 / 释行贵著 . —北京：中国中医药出版社，
2016.3（2024.5 重印）

（中医健康绝学系列）

ISBN 978-7-5132-3116-9

Ⅰ . ①心⋯ Ⅱ . ①释⋯ Ⅲ . ①禅宗—养生（中医）Ⅳ . ① B946.5 ② R212

中国版本图书馆 CIP 数据核字（2016）第 009056 号

中国中医药出版社出版

北京经济技术开发区科创十三街 31 号院二区 8 号楼

邮政编码　100176

传真　010-64405721

三河市同力彩印有限公司印刷

各地新华书店经销

开本 710×1000　1/16　印张 17.25　字数 202 千字

2016 年 3 月第 1 版　2024 年 5 月第 12 次印刷

书号　ISBN 978 – 7 – 5132 – 3116 – 9

定价　48.00 元

网址　www.cptcm.com

服 务 热 线　010-64405510

购 书 热 线　010-89535836

维 权 打 假　010-64405753

微信服务号　zgzyycbs

微商城网址　https://kdt.im/LIdUGr

官 方 微 博　http://e.weibo.com/cptcm

天猫旗舰店网址　https://zgzyycbs.tmall.com

如有印装质量问题请与本社出版部联系（010-64405510）

引　言

病由心生，病由心治

　　我爷爷青少年时期在少林寺出家，学得一身武艺，还俗后考中了光绪年间的武状元。但当时处于清朝末年，民不聊生，爷爷在年迈之时又回到了登封老家。由于我小时候身体虚弱，经常生病，所以爷爷又把我送到少林寺中，拜于上德下禅老师门下。

　　正是因为修习少林武术，使我练就了一副好身板，同时也学到了正宗的禅医治病之法。后来，因为学习刻苦，我上了医科大学，毕业后成为一名大夫。我在很年轻的时候就已经小有名气了，之所以如此，其中一个重要原因，就是禅医。我用禅医给人治病，再用《达摩易筋经》《洗髓经》等指导病人进行康复锻炼，这些经文都是流传了一两千年的智慧结晶，效果自然不凡。随着行医日久，我渐渐把佛学中的智慧、现代康复医学、禅医、自己的看病经验结合在一起，形成了自己的特色，独此一家。当我运用这些绝招治病救人之后，效果极佳，一传十，十传百，叩门求诊的病人越来越多。

　　我是一个非常要强的人，有多强呢？说一件我小时候的糗事吧。少林寺有一个训练项目叫"拿大顶"，就是头朝下脚朝上进行倒立。这是小和尚习武的必训项目，老师让你立多长时间就得立多长时间，不能偷懒。我虽然是个女孩子，身体也不是太好，但是每一次都比大多数师兄弟们立得久。有一次，倒立前我喝了些水，没倒立多久就想小便，可是又不想做第一个"认怂"的，所以就硬憋着不动，后来实在憋不住了，尿水和泪水一起从脸上往下淌。就凭着这股劲儿，我觉得后来我去当大夫，那真是命中注定。因为我这颗要强的心，在当上大夫以后就变成责任心了，对工作自然兢兢业业，对病人都是来者不拒。那时候，我每天的工作时间不少于 16 个小时。仗着自己身体强健，我从没感到过累。

后来，我经常感觉自己肚子疼，还经常拉肚子。但是呢，从来没往癌症上想。第一，我总觉得自己身体好，不会生病。第二，我总想，我是个大夫，还不知道自己的身体？但是，很快我就发现我错了，腹痛越来越频繁，拉肚子也越来越厉害，身体也在急剧消瘦。我开始重视了，结果一检查，已是结肠癌晚期，并且已经扩散到了子宫、卵巢、骨盆、腹壁等处。

那时是 1996 年，我在发现自己患癌症后就住院了，我命运的转折也从此开始。人在得意之时往往容易忘乎所以，迷失本心，等到重病缠身，才知道反思自己。刚开始，我始终想不明白自己怎么会得癌症！我当时已经是主任医师，名望、金钱、地位、家庭什么都有了，而且我连续三十多年，每天工作 16 个小时以上，我把心都放在病人身上了，所作所为都是为了解除病人的痛苦，为什么我还会得这个绝症呢？

思虑再三，我才想到，在小的时候我就有拉肚子、脱肛的毛病，每次犯病的时候都是自己捂着脱出部分重新推进身体里。可见，我在先天之时，就已带有病根，当然，这不代表长大后就一定会得结肠癌，因为由微弱的病根发展成癌症主要还是后天失于调养所致。

以前在少林寺的时候，师父经常说：

　　　　施主一粒米，大如须弥山。

　　　　今生不了道，披毛戴角还。

就是说，出家人，受着众生的供养，吃的是百家饭、千家粮，众生对我们的这种恩情像须弥山一样大，所以我们要努力修行。如果出家而不修行，不思进取，混吃度日，辜负了众生的期望，因这样而欠下的债，以后做牛做马都还不完。

以前听着觉得很普通的话，在我躺在病床上以后才感觉到其意蕴深远。确实如此，在当上大夫以后，我吃的是另一种"百家米"（那是世界各地的大鱼大肉啊！），可却忘了继续修行，没想到还没等到"披毛戴角还"呢，现在就有报应了。

从前，我觉得死亡是一件很遥远的事，可当得知自己已到癌症晚期以后，"死亡"突然变得近在眼前。好朋友之间，有福可以同享，但无论是谁，只要生病了，就得独自受苦，无人可以分担。大家仔细想一想，人这一辈子，名利和性命，哪个更重要？到现在，我才看得清清楚楚，对师父以前说过的话也都回想起来了。

——我真的不想死。

小时候虽然在少林寺长大，但是我却不太相信佛、菩萨，等到躺在病床上以后，对佛学里的那些话，越是反复念越觉得有道理，所以我就躺在病床上在心里默默念诵"南无大慈大悲救苦救难观世音菩萨"。一句又一句，直到有一天，奇迹突然出现——当时，似睡非睡之间，我似乎感觉到身着白衣的观世音菩萨飘然而至，手持净瓶向我洒甘露水，我觉得浑身跟通电了似的，然后就开始发热，浑身麻酥酥的，舒服极了。

当时我就认定，我不会死了，我得回去，回到少林寺出家。

一想起要回去了，我的心就难以平静，年幼时的一幕幕又浮现在脑海里——我开始想念德高道广的师父，想念练功、抓药、背经的日子，继续活下去的念头越发强烈。我意识到，我得把以前的亏欠补回来，我得修行。于是，我在上素下喜老和尚的指引下，成了一名僧人。每天，除了锻炼外，就看《大藏经》。为啥要看《大藏经》呢？这是因为：《大藏经》是佛教典籍中的百科全书，是集合了所有佛经、所有戒律、所有古今高僧论述的著作；我小时候虽学过，但由于年龄太小，学佛不系统，又忘了很多；虽然我是重返寺里，但是我要像个新人一样，重新系统学习。

静心观书、涤除杂念之后，我觉醒了。这场劫难皆因我把名看得太重了，个性又太强，总想把事情做到极致，总想让更多人高看我，于是执著就产生了，心一乱疾病也就悄然而至。那时，我每天啥都想干，啥都想干好，在临床上想把病人都治好，在科研上总想搞出个大成果，还想多出些书，多写些论文让同行看到。

老子曾说过一句话"不知常，妄作，凶"，我已经忘了是什么时候在哪儿看到的了，但我记得很清楚，这句话的意思是：不知道规律，乱做，就会凶多吉少。我当时光想着工作，不会休息，于是疾病就来了。

入寺后，上素下喜老师父给我起的法名是真空，上德下禅老和尚起的字号是行贵，当时我不明白，感觉名字里带个"贵"字有点俗气。可是后来我才明白，在佛教中，"信、愿、行"是每位修行者的基础，但是最后都必须落实到"行"上，也就是要认认真真、脚踏实地地去做。说得再好，不去做，只能称为"口头禅"，所谓修行，贵在有行啊！——无我平等为贵。

所以，回到寺里后，我并没有因为生病、年长，而被安排到舒服的房间。我自己借住到一个养蜂人的破旧房子里，因为那里距离达摩洞比较近。从此，我开始了真正的苦修。每天，我读完《大藏经》，就去达摩洞里打坐。由于我的身体特别虚弱，所以我就趴在山道上往上爬。刚开始的时候，爬一两米远，浑身的汗水就把衣服湿透了，直到实在爬不动了，我就趴着或者坐起来哭一会儿，再往上爬，天天都是这样。

同时，我也明白了，既然已经生病了，那就安安静静地做一个病人，不告诉别人。不和家人讲，是因为家人的关心有时会让人心乱，使人不能静下来。不告诉领导和同事，是因为如果他们来看望我，有的人是真正希望我康复，但有些人则仅仅是出于礼节而已，心里可能并不想来，这种人的心态会产生一种不好的气场，影响到我。

明白了这个道理后，我第二次到肿瘤医院住院的时候，除了我的一个学生以外，对任何人都没有讲，包括我的家人。我只是跟他们说，自己到外地出差一个月。

化疗过后我又回到寺院里，由于天天吃药，闻到饭味儿就难受。化疗后，肠子蠕动也很困难，每天只能喝点稀的。但是，我最大的变化就是有了些精气神，我知道我能撑过去。有一天，我看到一群羊在吃草。我就想，羊光是吃那些草都能长得肥肥壮壮的，我要是去吃那些野草，会不会也对身体有好处呢？于是，我就把羊吃的那些草榨成汁，每天喝几杯。还别说，这些野草真养人，慢慢地，我的肠胃好些了，我又加了些山核桃、花生、大枣等，一起榨汁服用，几乎把人间烟火都断了。

就这样，我跟野草成了朋友。每天我伴着山风打坐以后，会看到眼前一棵棵毫不起眼的小草，虽然被风吹得东倒西歪的，却在山岩缝里茁壮生长。于是我想到了一句诗：疾风知劲草。草尚且有这么顽强的生命力，何况是人呢？就这样，在保持平静的心态、不为外物所乱的同时，我每天还坚持练习达摩易筋经、八段锦、呼吸操，身体也一天一天好起来。从1996年被发现已到癌症晚期至今，已经过去将近20年了，我的身体和精神头儿反而越来越好。

在这20年中，我把佛家和中医思想熔为一炉，悟出了一些治病养生的心得，并将其介绍给更多陷于身心疾病之中、烦恼痛苦不断的朋友。他们用后，都取得了不错的效果。故而我把这些经验集结成书，把我对人生的思考、对佛学智慧的理解，以及一些行之有效的禅医锻炼方法、治病小验方告诉更多的人，希望众生能凭此远离疾病，喜悦吉祥。

第一篇 疾病为啥找上你

第二篇　治病要先治心病

第三篇　禅医里的养生智慧

第四篇　禅医里的处世智慧

第五篇　禅医里的人生智慧

第六篇　禅有三宝佛法僧，我有"三"药度众生

第七篇　　禅医疗法

七

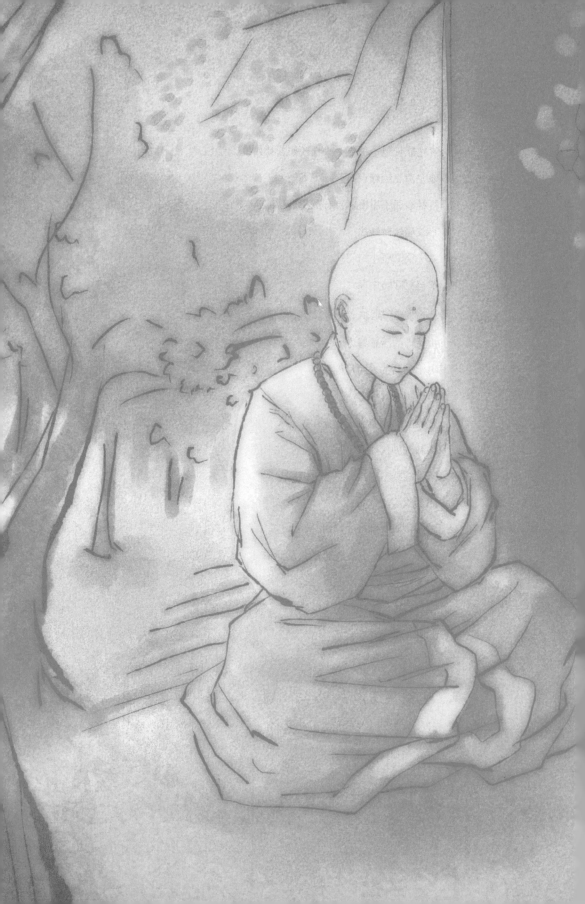

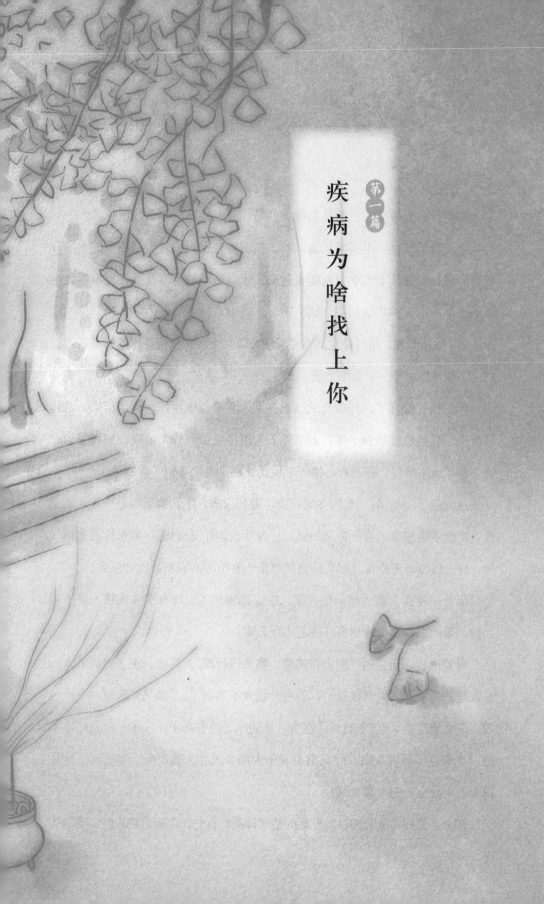

第一篇

疾病为啥找上你

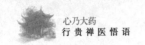

人无精气神，疾病缠上身

你为什么会得病呢？为什么得病的是你呢？疾病是怎么找上你的？——因为你没有精气神！中医学认为，精、气、神分别代表着生命活动的本原及物质基础、生命活动的动力及能量运动、生命活动的主宰及外在征象。在生命活动中，精气神密切相关，缺一不可。其中，精主静而内守，气与神主动而外运，故精与气、精与神之间存在着阴阳既对立、又互根互用的辩证关系。总之，精气神对于一个人很重要。

你的精气神好了，外貌自然端正，别人看见心情也好，说起话来，谈起事情来，自然也就顺利多了。如果你天天跟没吃饭一样，走路无精打采的，让人看了就不舒服，哪还有心情听你说话，更别说谈事情了。

这就应了一句话："念佛多感应佛，鬼都远离，走到哪里都是一片光明正气；贪念多感应鬼，菩萨护法都远离，做什么都怀疑恐惧。"如果你没有精气神，身上就没有正能量，召唤的自然也是一些负面的东西，比如疾病。

但是，现在大家生活条件好了，吃穿都不愁了，却有很多人整天提不起精神，亚健康的人也特别多。这是为什么呢？

寺院里有句话，叫"**贫穷布施难，富贵修行难**"。其实，患亚健康的人，多数是富贵之人。说到这里，可能有人就会不高兴了，"师父，我这一个小白领，怎么就富贵了呢？"当然是富贵，可能你还没有房子、车子，但是吃穿不愁，这难道不是富贵吗？现在很多青年人都有肥胖、高血脂、脂肪肝，这在医学上叫什么？——富贵病！

那么，怎样才能时刻保持充足的精气神呢？首先，在面对别人时，要尽力摆出最好的精神状态，不能让别人看到你没有精气神，不能把你的痛苦、烦恼等负面因素带到人前。如果让人一看就觉得好像所有人都欠你钱一样，大家就会远离你，你就把自己的路给断了。其次，要动起来！因为富贵修行难！所以，你如果患了亚健康，那就要修行了。怎么修？——动静结合！人体就两个字，阴、阳。白天不动，阳气不生，人怎能强健？夜间不静，阳不入阴，人哪能入睡？咱们看看身边的小孩子，白天不停地跑来蹦去，晚上沾床就睡，有的掉下床了都摔不醒，这就是阴阳调和的典型例子。但当人渐渐长大之后，就会离这种状态越来越远。所以，患亚健康的朋友，要学会白天动起来，晚上静下来，那么失眠、浑身酸疼、乏力等症状很快就没了，这样才能带着良好的精气神去待人接物。这样不仅对身心有益，也是在为自己的美好明天造桥铺路。

病是自己"求"来，还须自己撵走

有位刘居士，是有钱人，去年年初的时候被发现患有肝癌。他问我："师父，我皈依佛法五六年了，每天都抽出半个钟头念经，但是为啥我还会得绝症？佛到底存在不存在？"

我知道，这个人正走着我走过的路，他的困惑我当然感同身受，我相信这个问题他肯定想了很久。

我想告诉他要放下心里的负担。人为什么会得肝癌？中医说，怒伤肝啊。你想想过去，整天明着吵吵下属，暗里再骂骂领导，时间久了，你的肝能不出问题吗？前半生整天驱使别人，让别人给你财富。这几年又想驱使佛祖，

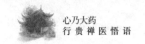

让他给你健康——可能吗？

为什么现在越来越多的人患抑郁症、焦虑症、妄想症，整天睡不着吃不香。还不都是因为心累，对利益太过执著。看人家好，你就羡慕嫉妒恨，看哪个东西喜欢，就想占为己有。

小利不让，大利必争，遇事还很情绪化，容不得手下人犯一点儿错误，怒气蒙蔽了心智，看不见自己的本性——疾病就因此而起。

其实，我也是从癌症的磨难中走过来的，当初只知道满世界跑，直到癌症晚期了，躺在床上不能动了，才明白，再多的外物也救不了自己的命！

世间大部分人都迷失了本性，认物为己，追名逐利，迷著不舍。有的人念佛多年依旧面黄肌瘦，少气无力，可见世俗本性一点儿未改，拜的是荣华富贵，求的是功名利禄，而疾病就是一味追求名利所致。只有明心见性，饿了就吃，困了就睡，一步一个莲花瓣，才能出淤泥而不染，心底干干净净，身体健健康康。

畏果不畏因，病根永难清

我经常在寺院里开课，有时候讲一讲佛学，有时候讲一讲防病，非常受大家的欢迎。来寺院求佛的人中，很多是生了大病以后，心中苦恼来找寻慰藉的。很多人坐着轮椅，或在家人的搀扶下找到我，开门见山就问我："师父，为什么我会得这病啊？"

每当这个时候我都会告诉他们，菩萨是"畏因不畏果"，众生是"畏果不畏因"。"畏"就是怕。菩萨是怕因不怕果，因为小心谨慎不种苦因，所以就没有苦果。但众生是畏果不畏因，在种因时，不管好因坏因，善因恶因，以为小问题不要紧，故而任性去做，一点儿也不小心谨慎，什么因都种，可受苦时就受不了了，只会一味抱怨："我怎么遇到这种环境及遭遇呢?"

正所谓"种瓜得瓜，种豆得豆"。很多人吃东西不忌口，为了解馋，吃得又辣又咸；顿顿不离肉，这样还嫌不够，上面还飘着一层油。长此以往，怎么能不生病呢? 所以，我们要学会"畏因"，在吃饭不忌口的时候，在情绪不受控的时候，就想一想，这样会有什么样的后果，以后肯定就会注意了。

当然，生了病也没必要太过悲观。我们还得向菩萨学习，不仅要"畏因"，还要"不畏果"。菩萨在过去未开悟时，他种了苦因，现在苦果来了，他也欢喜地接受。菩萨有时候也受苦，但他受苦时，是欢喜地接受这种苦果。因为他明白，受苦是了苦，享福是消福。所以要明白，生病是道坎儿，你现在痛苦，是正在迈这个坎儿呢，迈过去了，你的福报就到了。

改掉坏毛病，健康伴你行

一粒种子吸收阳光、水分后能在土壤里生根发芽长成小树，但小树要长成参天大树，还要经过种树人的细心修理，及时把分叉的枝砍掉。长成大树后，还要经过木工师父雕琢，最终才能成为有用之材。

树不修不成材，人不修不成道。我们就是要把身上的坏毛病、恶习气改掉，规范我们的人生。所谓修行就是修正自己在思想、观念、身体、语言、行为上的一切偏差，通过各种方法来去除自己不好的生活习惯以及错误的观念。

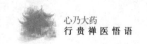

在生活中，为什么我们明明知道很多关于健康的道理，却依旧得不到健康的身体，该生病还生病，该进医院还进医院，问题就在于我们并没有严格遵循这些道理，没有及时改掉自己的坏毛病。明明知道吸烟容易导致肺病，依旧烟不离手；明明知道吃七八分饱最益于健康，仍然胡吃海喝。很多事情我们明明知道结果，却心存侥幸，任意为之。所以说，**无知无畏不要紧，知而无畏才可怕**。

养生和修佛一样，只有拥有大智慧和大定力的人才能成功。俗话说：没有理智，控制不了感情。聪明的人知道有所为有所不为，什么东西吃了对我不好，我就不吃，什么事情做了对我不好，我就不做。只有这样才能拥有健康的身体。

无事则生非，心安病自去

杨先生家里十分有钱，但是他的身体不是太好，于是就想考虑一下家中财产的分配问题。他的两个儿子和一个女儿也明白父亲的心思，私底下为争夺财产搞得家里鸡犬不宁。

后来我问他分配财产都需要考虑什么？他回答说要考虑的问题太多了：大儿子和小儿子分的比例怎么确定？女儿虽说嫁人了，但要不要给她留点？还有一些古玩，怎么分配？简直烦死人了。

我笑了笑指着佛堂里的油灯说："你看油灯的光亮虽不能把整个佛堂都照亮，但它的火苗不偏不倚，没有自乱心性，而**心乱一切皆乱，心安一切皆安**。

你光想分配平均，但是分配得平不平均，主要看他们怎么想，由不得你啊。再说了，钱是让你和你的孩子幸福的，现在却成了困扰，那不是事与愿违吗？"

这位居士听了我的话，回到家里自己想了个办法：有天晚上故意大发脾气，然后说，家里的财产都分配好了，以后不会改了，也不想这事了。三个孩子听完后，看到老人很生气，果然就没再因这个事而在私下闹矛盾。后来，他闲了就到寺里来，没想到三年来，身体越来越好。

"世上本无事，庸人自扰之。"这话很多人都听过，但是不一定明白其中的含义。其实，事都是从心里生出来的，很多病也是从心里臆想出来的。就事生情生烦恼，妄念转正心清净。饥来吃饭、困来即眠才是人之本性。你的心平和了，你就身在天堂；你的妄念动了，你就身处地狱。

病去如抽丝，治疗须坚持

有一位 60 多岁的老先生，学佛也有很多年了，私底下跟我是非常不错的朋友。退休后他身体一直不好，虽然不生病，但精神头儿差，用他的话就是"比别人老得快"。中医讲"精、气、神"，看一个人的状态如何，第一眼就要看他的精气神。后来我教他一个办法，让他每天坚持捶背，不受时间约束，不受地点限制，无论何时何地都可以用自己的双手握拳，捶打自己的腰背。

中医讲，人的腰背上有督脉和足太阳膀胱经，而且人体五脏六腑皆系于背，时常敲打可以振奋阳气，疏通经络，促进气血运行，调和五脏六腑，起到消除疲劳、宁心安神的作用。只有阳气足了、气血通了、脏腑和了，人的精、气、

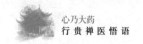

神才能饱满。

这个方法虽然很好，但是三个月后这位施主向我反映效果不明显。原来他有时候能坚持做一周，但大部分时间都是想起来才做，隔三差五的，这哪能行？要知道，**治病如抽丝**，得一点一点坚持。中医补充阳气的方法很多，但无论哪一个都得长期坚持，这样聚沙成丘，才能起到效果。

有位哲人说过，世界上能登上金字塔的生物有两种：一种是鹰，一种是蜗牛。雄鹰天资奇佳，能展翅高飞，俯视万里。而资质平庸的蜗牛也能登上金字塔顶，靠的仅仅是"坚持"二字。

世上最难的事就是坚持，凡事贵在坚持，治病亦如此。很多病人拿了医生的治疗方案，用了两三天见效果不明显就想换医生换药，结果每一个治疗方法都是三天打鱼两天晒网，最终都没有收获。其实我们看病，很多时候并不是药不对症，而是没有坚持治疗。

懒惰百病生，健康须勤奋

曾经有人问佛："为什么你们念佛诵经的时候要敲木鱼？"

佛说："名为敲鱼，实为敲人。"

那人又问："那为什么不敲鸡呀、羊呀之类的，偏偏敲鱼呢？"

佛笑着说："因为鱼昼夜未尝合目，亦喻修行者昼夜忘寐，以至于道。"

佛说这句话的意思是：鱼儿整日睁着眼睛游来游去，已经是世界上最勤快的动物了，可对它尚且要时时敲打，何况是我们修道参佛之人？比丘们时时敲打木鱼就是要不断警众，鞭策自己克服懒惰的毛病。正所谓天道酬勤，任何事情都不可能不劳而获。

修佛是这样，养生也是这样。懒惰是百病之源，人动起来，疾病就不会找上门，而人一旦懒惰，高血压、高血脂、糖尿病等"富贵病"就会找上门来。《吕氏春秋·尽数》中有一句非常有名的箴言："流水不腐，户枢不蠹，动也。"意思就是，流动的水不会腐臭，转动的门枢不会腐烂，原因就是他们时常活动。**形不动则精不流，精不流则气郁。**一个人如果懒惰，其身心得不到活动，气血郁滞，健康就会面临危险。

为什么现代人有这么多"文明病"，说到底是活动得太少，生活太安逸了。大家进门有沙发，出门有轿车，四肢得不到舒展，肌肉得不到锻炼，身体就像是墙根处见不到阳光的小草，柔软无力，反应性和机体免疫力都非常差，疾病就会钻空子。所以说懒于运动、缺乏锻炼的人，其健康也难以得到良好的维护。"养生莫善于习动"，要想拥有健康的身体，我们就不能等、靠、要，而要多运动，莫懒惰，及早制定养生锻炼计划，并每天坚持完成，让勤奋变成一种习惯。

心病则身病

俗话说："心有一丝结结，脉有一丝结结"。这和中医脉诊的道理相通，人们哪怕有一点点的情绪变化都会影响到气血，表现在脉象上。这直接证明了，人的情志、心理与疾病关系密切，很多疾病都源自人的内心，心病了，身也就病了。

佛教中有一个小故事：

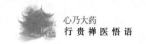
　　唐朝时有位高僧叫悟达，被懿宗皇帝礼敬为国师，赐沉香座。悟达起初还谦卑有礼，潜心布道，但在尊贵的环境中慢慢升起了骄奢之心，为名利所迷。结果膝上生了一个人面疮，疮形与人面无异，眉目口齿毕备，且疮口与人口一样需要饮食，国师患了这样的恶病痛苦万状，但群医束手无策。

　　悟达在未显达之前曾有恩于一位高僧，高僧曾对他说如果今后遇见什么困难可以到四川彭州九陇山找他。于是，悟达就赶到九陇山寻找高僧，果真见高僧坐在松树旁。国师告以自己患疮之苦，高僧说："这疮没有大碍，在山岩下有泉水，明天早晨用泉水洗涤，就可痊愈。"

　　第二天早晨，童子引领国师到泉旁，正要掬水时，忽然疮口大呼说："慢洗慢洗，我还有宿因要对你说。"只听疮口说："国师的前世是袁盎，我的前世是晁错，我因被腰斩于东市的奇冤，累世求报，但公十世为高僧，戒律精严，因此我无法报仇，现在他受到皇帝的宠遇，名利心起，于德有亏，所以我能乘机来报。然而既蒙尊者洗我以三昧水，从此怨恨可解了。"悟达国师听到疮口这样说，颇觉心惊，就掬泉水洗涤，洗时痛彻骨髓，疮口才平复而愈。

　　今世的果，前世的因。人面疮晁错要报前世的因，可寻了十世都因为悟达有护法神卫护而不能下手。最终还是因为悟达自己名利心起，心随念动而给人面疮以可乘之机。

　　由此可见，守住一份心静，便得一份身安。假如悟达国师能守得住自己的内心，他就不会受生疮之苦。

　　上面这个故事虽然讲的是佛教的因果，但我们从中可以得知人的情志对健康有一定的影响。现代科学研究表明，人的健康由遗传、饮食、情绪、医疗保健、劳逸及环境等诸多因素决定。其中遗传占 15%，饮食占 10%，情绪占 60%，医疗保健占 10%，其他占 5%，由此可见心态对我们健康的重要性。

在生活中我们常说某些人的病是气出来的，急出来的，愁出来的，烦出来的，不正是因为身未乱，心先乱了吗？

心态不仅对生病与否有影响，对治病效果也有影响。**万病由心生，万病由心灭，疾病三分治七分养**，在这七分养里关键就是心态。癌症在大家眼中是不能救治的绝症，很多人在得知自己患有癌症后不到一两个月就去世了，有的人却照样健健康康地生活，和正常人无异。我在刚被发现患癌症的时候，觉得自己应该不断地跟癌症进行斗争，后来发现不对，我应该跟自己斗争，要放下名利，放下别人对自己的看法，时刻保持高兴的心情。别光想着把自己身体里的癌细胞杀死，只要自己内心坦坦然然的，癌细胞就随它去吧。慢慢地，我的心态变好了，身体也越来越好。

过午不食——脏腑也需要休息

佛教中有一种规定叫"过午不食"，所以佛家弟子们过了中午12点钟就不许吃饭了，若是吃饭就是犯戒。在我很小的时候，师父就常对我讲，晚上吃饭都是压床饭，吃进去肚子里也是垃圾，消化不了。

人的脏腑也是有工作时间的，早晨7点至9点是胃当令之时，这段时间是消化系统的工作时间，在这个时候吃饭比较容易消化、吸收。而到了下午就是肠胃休息的时间，佛祖教导我们过午之后要喝透明的水，对上午吃的东西进行稀释，帮助身体排泄和吸收，让脏腑清爽健康。不过现在的人爱睡懒觉，早上不起床，晚上不睡觉，个个都是夜猫子。早上正是胃当令之时，需要吸

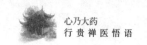

收大自然万物之精华的时候，它却是空的。晚上正是它该休息的时候，却被塞进去一堆大鱼大肉。脏腑的作息规律被打乱了，所以，现在的人才会得各种各样的病。

"晚饭少吃口，活到九十九"。中国人喜欢吃，特别是喜欢在晚上大吃大喝，而很多疾病正是因为晚上这顿饭吃出来的。现代医学讲，人体的新陈代谢是从凌晨4点开始，到下午16点达到最高峰，因此人体营养的最佳补充时机是早餐和午餐，而下午16点之后人体的新陈代谢开始变慢，吃进的食物往往难以消化，容易变成脂肪堆积起来。所以在西方有人认为晚饭是为了敌人而吃的。

佛教讲过午不食并不是为了节省粮食，而是为了杜绝人心中的贪、嗔、痴三毒，我们如果一直贪著于物质的享受，灵性就会闭塞，身体就会被摧垮。晚饭不吃饿不死人，但晚饭吃多了就会撑死人，所以就算出于健康考虑，也要细细体会"过午不食"。

你跟自己过不去，病就跟你过不去

现实生活中，总有不如意之事，如恶人得势、小人猖狂、怨仇未报、离别难免等。面对诸多情况，我们应该以潇洒豁达的心境淡然处之。也就是说，用一种开放、乐观的心态来对待自己的生活。

我们不难发现，当人们谈论别人之事的时候，可以谈笑自如，但是当谈论自己的成败之时，能谈笑自如的人是非常少的。这是因为人们太在乎别人对自己的看法，总是担心别人会笑话或可怜自己。这样一来，自然就变得很累，烦恼一多，疾病也就接踵而至。

说得再深一点，这其实不是因为人们自己看不开，而是因为人们总喜欢跟别人过不去，总看这人不顺眼，那事不顺心，容不下人也容不下事，总拿别人的标准衡量自己，结果把自己气出一身病。**但试问尘世间，谁未曾做可笑之事？谁又敢说自己不是可笑之人？**

所以说，人要做自己，而不要做别人眼中的自己。心闭则窄，心开则宽，能容纳的事物也就多了，就不会因是是非非、好坏美丑而起波澜，烦恼自然没了，健康、快乐也就来了。

总之，当你能够毫不犹豫地说出"我走哪儿吃哪儿，到哪儿住哪儿，别人爱咋的咋的，我活得很开心，很快乐"这样的话时，那你就成功了。这说明你的心打开了，而当你的快乐带动了别人，你也就有了人缘，自然而然财源滚滚，健康的身体也会与你常伴。

战胜自己，无畏人生

我之前经常到全世界各地讲课，大家可能都认为我能说会道，面对形形色色的人们从不怯场。可实话告诉你们吧，刚开始的时候我也怕，怕听众比自己优秀。那么多人都坐在那儿，眼睛直盯着你，放谁身上都会有胆怯的心理出现。

而事实上，别人不一定就做得比你好，他有那方面的优点，你就有这方面的长处。即便有胆怯的心理，也要克制自己，相信自己很棒，自己就是最优秀的，只要能坚持住，那你就赢了。

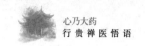

我有一位朋友就是因为有胆怯的毛病，致使到现在还只是单位后勤系统的一位普通员工。上级下去检查，让他陪着迎检，他都觉着害怕，后来调到子公司去指导工作，领导让他去讲台上讲指导的内容，他吓得连话都说不好。一个连话都说不好的人，别人会看好你吗？

别人有什么好怕的？大家都是人，**狭路相逢勇者胜**，人生就像一场战争，你若是害怕，那你已经失败一半了，而胜利最终属于勇敢的人。只有相信自己就是比别人强，才能从心理上压倒对方，这点至关重要。

先给大家讲一个故事吧：

小和尚问老和尚："师父，一个人最害怕什么？"

"你以为呢？"老和尚含笑看着徒弟。

"是孤独吗？"

老和尚摇了摇头："不对。"

"那是误解？"

"也不对。"

"绝望？"

"不对。"

小和尚一口气答了十几个答案，但老和尚都一直摇头。

"那师父您说是什么呢？"小和尚没辙了。

"就是你自己呀！"

"我自己？"小和尚抬起头，睁大了眼睛，好像明白了，又好像没明白，直直地盯着师父，渴求点化。

"是呀！"老和尚笑了笑，"其实你刚刚说的孤独、误解、绝望等等，都是你自己内心世界的影子，都是你自己给自己的感觉罢了。你对自己说：'这些真可怕，我承受不住了。'那你就真的会害怕。同样，假如你告诉自己：'没什么好怕的，只要我积极面对，就能战胜一切。'那么就没什么能难得倒你。何必苦苦执著于那些虚幻？一个人若连自己都不怕，他还会怕什么呢？所以，使你害怕的其实并不是那些想法，而是你自己啊！"

我记得还有这样一句名言：你站在山脚看山顶的人跟站在山顶的人看你，是一样大的。所以，我们只要战胜了自己，也就战胜了胆怯。

大家可以试试下面的方法：

第一，安静。每天起床之后，在进行所有的活动、重大事情及谈话前，先安静一段时间，全身放松，意守丹田。安静是战胜胆怯的关键。

第二，多参加社会活动、社会工作，增加社交，多交一些说得上话的朋友，建立起各种伙伴关系。这不仅丰富了他人的生活，也丰富了你自己的生活。

第三，敬业于你所从事的事业。忠诚于理想的人，胆怯无法与其同居。

当你心里没了胆怯，对工作、健康等都有巨大的好处。对这一点我深有体会。"怯"字怎么写？左边是竖心旁，右边是去，心去了，就成了"心不在焉"，这样还能成事吗？还能健康吗？——当然不能。

可一旦反过来，不再胆怯，充满自信，内心强大，生命力当然就旺盛了。人体内的正气跟病邪其实就是战争的双方，此消彼长。你不胆怯，正气就强，体内的疾病就"胆怯"了，怯则去，疾病自然消弭。所以，无畏之人即使患病也好得很快。

总之，别把他人想得太过于强大，要相信在他们眼里，你是睿智的、高大的。众生平等，你并不比别人差！

付出不求回报，行善莫问功德

历史上有一个梁武帝，这个人可谓是佛心天子、菩萨皇帝。人家虽然是天子，但屈身向佛，甘心做个苦行头陀。根据记载，梁武帝晚年修佛时一天只吃一顿饭，肉食一丝不沾，只吃豆类的汤菜和糙米饭，过的生活连寻常老百姓还不如。此外，为了显示自己对佛祖的虔诚，梁武帝还以举国之力大肆造寺庙，修佛道。这些钱哪里来的？还不是从老百姓身上搜刮而来的。梁武帝的所作所为搞得百姓苦不堪言，但他自己却从未意识到，还沾沾自喜，自以为自己已有无上功德。

后来菩提达摩大师（也就是后来在嵩山少林寺面壁参禅的达摩祖师）路过南梁，梁武帝就向达摩祖师请教，说白了就是显摆，梁武帝问道："朕即位以来，广造佛寺，整理经文，超度众生，可不可以算是有功德呢？"不料达摩直言道："这算不上什么功德，佛家主张罪福并舍、空有兼忘，反对有为之善。"

从梁武帝的所作所为来看，他完全是一个守持佛教戒律的信徒，怎么达摩说他毫无功德呢？其实，达摩反对的是有为之善。达摩是禅宗的祖师，弘扬的是心法，讲究明心见性、见性知佛，不看你做的表面功夫。而梁武帝所行的一切都是有目的的，都来源于自己的法执。法执也是执念，就像有的人贪钱，有的人贪名，其性质都是贪心，而梁武帝贪的就是福德，要求付出必须有回报。大家想想，拿着老百姓的血汗钱来布施，菩萨、佛祖会喜欢吗？所以，达摩说梁武帝毫无功德。最后梁武帝修佛修得走火入魔，饿死在台城，成为了千古笑柄。

现在有些人也有这个毛病，自己付出了就要求必须有回报，赠别人一颗枣，自己非要得到一颗梨。这样带着功利心去做事情，等于还未迈步就给双脚带上了锁链，走起路来能不沉重吗？要知道，世上很多事并不是付出就会有结果的，难道没结果我们就不去做了？佛祖让我们放下，放下什么？放下执念，妄念。我刚得癌症的时候，也念佛，但目的是为了把自己的病治好。不过我念着念着就明白了，念佛不是为了治病，而是为了让自己心情平静，想通了以后，就不会再去想自己的病会不会好了，每天就和菩萨"谈心"，当我真放下的时候，癌症自然好了。所以，对很多事情，只要是对的，付出莫求回报，我们只管做就是了。

怒气来时健康去

寺里有一位居士，是位六十多岁的老太太，由于和我年龄相差不多，所以她经常来寺里听我讲课。但是最近突然有一阵子没见她了，后来有一天，我又见到她的时候，是被女儿用轮椅推着来的，并且整个人气色大不如前。一问之下，才知她生了场大病。原来，这位老太太有天下午在买菜的时候收到一张50元的假钞，回到家后她发现了，赶紧一路小跑到菜市场去找那个小贩，但已经人去无踪。她一口气咽不下，最后头晕目眩，突发中风住进了医院。结果不但收了一张50元的假币，还在医院花了上万元医疗费。

气是百病之源，没有人喜欢生气，可是身处于纷扰复杂的现实社会，难免会遇到不如意之事，这时人们心中就容易燃起无名怒火，或愤怒、或怨恨、

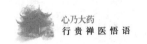
或仇视，这都是嗔心之毒。

自古以来怒气都不是什么好东西，历史上被气死的人也数不胜数，如三国时的周瑜、《水浒传》中的林冲。中医上讲"怒（气）伤肝"，怒则肝阳上亢，让人头晕目眩，甚至呕血。现在不少心脏病病人、高血压病人在外边因为琐碎的事情生气，最后怒火攻心，葬送了卿卿性命，实在是让人痛惜。

其实，生气就是生病，咱们经常说，病是气出来的。气得吃不下饭会得胃病；气得坐卧不安、睡不着觉，会得心病，导致失眠；气得想摔东西，想骂人，甚至想去死，会得肝郁；气得血压升高，心跳加快，会得高血压、心脏病、脑血管病；女人经常生气还会得乳腺炎、乳房肿块等妇科病。

另外，生气还会破坏自己的人际关系。记得有一次，有位老居士来找我，说老头子说了她几句特别难听的话，她就离家来寺里了。我听了就问："你没还他几句？"老居士说："我不还嘴，我要是再回他几句难听话，他也一肚子气。这样我们两个人都一肚子气，何必呢？所以我来寺里散散心。"

我说："好，你这样想就对了，啥是生气？生气就是跟自己过不去。你不生气，气就不找你。你要是跟同事生气，你工作就不顺心，跟家人生气，生活就不顺心。佛陀教导过我们，在生气的时候，可以用几个办法来调节，一是暂时离开现场，到另一个环境里；二是告诉自己，要是生别人的气，自己就上当了；三是想想自己生气时是什么样子。你呀，无形中用的就是佛陀所说的第一种方法，所以你很有佛性。"

老居士听了非常高兴，说我太会开导人了，仅仅几句话就让生气的人变得这么开心！

喜怒忧思悲恐惊，七情过度皆伤身

人会因悲伤而生病，同时也会因太过于高兴而生病。大家都听过"范进中举"的故事，长年考试不中的范进因为中了举人而高兴得疯疯傻傻，得了癫症。人有七情——喜、怒、忧、思、悲、恐、惊，由人五脏六腑所主。大悲伤肺，大恐伤肾，大喜伤心，情绪的好与坏直接影响着身体的健康状况，大喜大悲都不利于我们的身心健康。

佛说，"**欲行菩萨道，忍辱护真心**"。佛经里的"忍辱"意蕴很深：面对挫折、打击我们要坚韧不拔地默默忍受，面对成功与欢乐我们同样要忍，不能高兴得失了分寸。佛教我们忍辱，就是在教我们控制好自己的情绪，做到**不以物喜，不以己悲**。

有些人一听说自己得了病就紧张得不行，忙着乱投医，结果小病折腾成大病。还有人一遇高兴事就春风得意，然后得意忘形，口无遮拦，行为放纵，却不知这时候最容易伤害别人，引起别人记恨，从而给自己带来灾祸。这些，都是悲喜过度，心乱所致，而心是君主之官，心一旦出问题就统摄不了五脏六腑、四肢百骸，岂能不招灾惹祸？

记得小时候，师父给我讲过一个故事：

从前有一个农夫，他的田地在一片芦苇地的旁边。那芦苇地里常常有野兽出没，他担心自己的庄稼被野兽毁坏了，就总是拿着弓箭到庄稼地和芦苇地交界的地方去来回巡视。

这一天，农夫又来到田边看护庄稼，而一天下来，什么事情也没有发生。

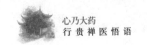

到了黄昏时分，农夫看见没有什么变故，又感到确实有些累了，就坐在芦苇地边休息。

忽然，他发现苇丛中的芦花纷纷扬起，在空中飘来飘去。他不禁感到十分疑惑："奇怪，我并没有靠在芦苇上摇晃它，这会儿也没有一丝风，芦花怎么会飞起来呢？也许是苇丛中来了什么野兽在活动吧。"

这么想着，农夫提高了警惕，站起身来一个劲地向苇丛中张望，观察是什么东西隐蔽在那里。过了好一会儿，他才看清原来是一只老虎，只见它蹦蹦跳跳的，时而摇摇脑袋，时而晃晃尾巴，看上去好像高兴得不得了，完全忘了注意周围会有什么危险，它屡次从苇丛中跳起，将自己的身体暴露在农夫的视线里。

老虎为什么这么撒欢呢？农夫想了想，认为它一定是捕捉到什么猎物了。于是，农夫悄悄藏好，用弓箭瞄准了老虎现身的地方，趁它又一次跃起，脱离了苇丛隐蔽的时候，就一箭射过去，老虎立刻发出一声凄厉的叫声，扑倒在苇丛里。

农夫过去一看，只见老虎前胸插着箭，身下还枕着一只死獐子。

大家看到了，这就是大喜之后，得意忘形招来的祸患。当然，不仅是大喜不好，大悲、大怒、大思、大恐都不好。但要注意，我这里说的大悲是过度悲伤。观世音菩萨也是大悲，可她的大悲，是救苦救难、悲心广大、垂怜众生之意，而不是悲伤自己的事情，大家别理解错了。很多人听过《大悲咒》，现在明白什么意思了吧？

说多了，还拐回来，说说大悲伤肺，咱们汉语里有个词叫"泣不成声"，或者说"抽泣"，说的是有些人太悲伤了，一哭连气都接不上来。这就是因为过度悲伤的人，容易感觉到压抑，从而导致呼吸不畅。

大怒的坏处，上节已经说过了，接下来说说大思伤脾。例如，苦等伴侣回家的人，连饭都没心思吃，即使勉强吃上几口，也感觉没一点味。而且，思则气结，时间久了，还容易导致神经系统失调，消化液分泌减少，人就更不想吃饭，然后气短、神疲、乏力、郁闷不舒等症状就跟着来了。还有些人，因为思虑过度，导致气血运行不畅，当然会思维迟钝，甚至做出傻事。所谓"为伊消得人憔悴"，正是这个原因。

说到大恐伤肾，咱们可以看看有些人遇到自己害怕的人或事的时候，往往双腿打战，频繁上厕所，有的甚至被吓得尿失禁，这其实都跟肾有关。

所以，为了健康，我们要时刻保持平和的心态，对此，我的秘诀只有两个字——微笑，无论遇到啥事，微笑看待即可。**微笑是通往世界的护照**。凡事看淡一些，不管是坏事还是好事，深吸一口气，调整一下情绪，让自己安静下来，坐看云卷云舒，花开花落，与豁达宽容结伴，同宁静慈悲为伍，从容面对尘世纷扰，在平淡之中孕育智慧，就一定能少病多福。

生活慢一点，身体好一点

我得癌症的时候，到医院去化疗，几个疗程下来，人瘦了三十多斤。啥都吃不下，什么味道都不敢闻，一闻就想反胃。后来我在山中静养身体，一天，我看到一头牛正在吃草。看这牛进食真能急死个人，一口草在嘴里咀嚼半天才咽到肚里。其实，我也知道这是牛在反刍，它不但进食的时候要细嚼慢咽，而且还要把已经吃到胃里的食物倒流回口腔再次咀嚼。就像做事特别认真的工匠，产品必须反复打磨才能最终满意。

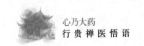

　　牛进食慢，走路也慢，有时候主人急得不行，几鞭子抽下去，它仍旧晃晃悠悠地按着自己的步伐前进。当时我就很感慨，慢性子的老牛一定不适应现代都市的生活，现代人凡事追求快，吃饭要吃"快餐"，打车要用"快的"，住宿要住"快捷"。在快节奏的生活下，人们的健康问题也接踵而来，个个都抱怨身心疲惫。我不也是如此吗？要不然为什么会得癌症呢？

　　要知道，慢，死不了人。急，却真能急死人。看看咱们身边的人，做什么都赶时间，例如吃饭，狼吞虎咽地，结果吃出了胃溃疡、胃出血，赶出来的时间最后还是敌不过治病的时间。其实，有时候我们真应该像牛一样放慢自己的生活节奏，细嚼慢咽地进食。虽然我们不能像牛一样反刍食物，但我们要慢慢吃，让食物得到彻底的粉碎打磨，这样更利于肠胃吸收，从而减轻肠胃压力。而且医学上讲"金津玉液"，津和液都是人体的精华，我们在细嚼慢咽的过程中，津和液得到充分分泌，最后连同食物一块进入肚里，这就是我们最好的"燕窝人参"。

　　养生讲究"天人合一"，大自然静谧安详，我们的行为和心态如果与大自然不合，就等于没有顺应天道，将会对健康不利。所以，请让自己慢下来吧，等等自己的身体和心灵，相信我，"慢慢"生活，得到的将比失去的多很多。

该睡不睡，反受其累

　　一天中的子时，也就是晚上 11 点至凌晨 1 点，是阴气最盛的时候。老鼠属阴，所以在子夜时分它最活跃。但人类不行呀，咱们都是习惯白天工作的生物，而且人体一天的活动都需要阳气助推，过了晚上 11 点阳气不足，人们就应该结束活动，上床睡觉。俗话说："子时大睡宜养阳"。子时保护阳气的最好办法就是养精蓄锐，呼呼大睡，待第二日再以饱满的精气神投入工作。

古代养生大师们教导我们在晚上 11 点之前必须入睡，但是现在很多朋友向我抱怨说自己晚上失眠多梦。有个做生意的大老板，工作很忙，有时候晚上吃饭谈生意，往往凌晨一两点才能躺在床上。可即便躺在床上她还是睡不着，想着合同的事、公司的事。久而久之，身体就受不了，先是白天没精神，头昏脑涨，然后开始月经失调，脸上长斑。后来她来听我的课，跟我诉苦，说自己并不是不想入睡，而是睡不着，过早躺在床上会导致她胡思乱想，辗转反侧。

我告诉她这是因为身躺在床上了，心却未躺在床上。想要快速入睡不妨"先睡心，后睡眼"，到了入睡时间就什么也不要想，让心情平静下来，可以尝试在睡觉前简单地压腿，然后在床上打坐。具体方法是：双腿自然盘坐，两手重叠放于腿上，均匀呼吸，感觉全身毛孔随呼吸一张一合，最后感觉到睡意浓时倒下再睡（见七九页）。

其实，很多人晚上失眠是因为心中有事未放下。他们不知道，白天和黑夜是大自然的一阴一阳，很多事情应在白天做，到晚上就该放下一切去休息，如果该拿起的时候拿不起，该放下的时候放不下，身体就会出问题。

曾有这样一个佛教小故事：

有一天，一位僧人想看看布袋和尚有何修为，就问道："什么是佛祖西来意？"

布袋和尚放下肩上的布袋，叉手站在那儿，一句话也没说。

僧人又问："只这样，没别的了吗？"布袋和尚又把布袋背上肩，拔腿便走。

那僧人看对方是个疯和尚，也就起身离去了。

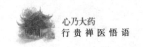
可是布袋和尚真的是疯和尚吗？——当然不是。其实，布袋和尚放下口袋，是在警示我们要放下，随即又把布袋背上肩，是在教我们拿起，他这样做是在教我们学会拿得起和放得下。

该拿起的时候要拿得起，该放下的时候要放得下。白天阳气生发，主动，是工作时间，手上的、心中的事情要在白天拿起。而晚上阳衰阴盛，主静，是休息时间，手上的、心中的事情就该放得下。晚上休息时，就不要身体躺在床上，心中却惦记着许多问题，更不要把白天的工作带入晚上。要知道，我们在晚上的休息是为了白天更好地工作。

一日之计在于晨，菩萨喜欢勤奋的人

在古代，不管是当官的，还是平民百姓，都要起得很早，如果鸡鸣过后还不起床就要被邻居笑话，被人说成懒汉。就连皇上也不例外，比如非常敬业的康熙、雍正、乾隆，凌晨 3 点钟就要起来准备早朝，5 点钟人家就把所有的公务处理完了。

而对于寺庙中的僧人来讲，则是晨钟暮鼓，早上 4 点钟就早早起床做早课更是千古不变的戒律。一日之计在于晨，早上是阳气生发的时候，我们人类也应顺天时而为，早早起来活动。

从医学角度来讲，早上 3 点钟至 5 点钟是肺经工作的时间，此时起床能使肺气得以舒展，以顺应天时完成新陈代谢，降浊气，升阳气。而 5 点钟至 7 点钟是大肠经最旺的时候，这段时间是身体大扫除的时间，大肠经要把肺

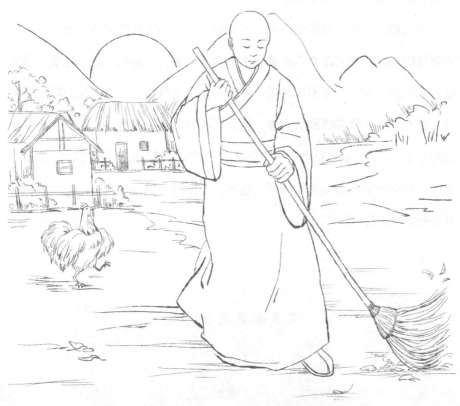

一日之计在于晨，菩萨喜欢勤奋的人

经完成的代谢物排出体外，如果此时再不起床，大肠得不到充分活动，就无法很好地完成排浊工作，浊物就会停留在体内形成毒素，危害人体血液和脏腑百骸。到了7点钟至9点钟是胃经最旺的时候，此时肠胃吸收运化的能力最好，正是享用早餐以吸收营养的时间。若此时再不起床，人体分泌的胃酸会严重腐蚀胃黏膜，引起肠胃病。

可现在的人们能早上6点钟之前起床的已经寥寥无几了，更多的是作息杂乱无章，毫无规律，晚上通宵，上午睡到自然醒。肺经工作的时候，他在睡觉；大肠经工作的时候，他在睡觉；胃经工作的时候，他还在睡觉！为什么早上赖床的人感觉越睡越困乏，越睡越头昏，就是因为睡得不是时候，虽然睡的

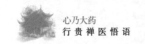

时间不短，但还是一天没精神。

　　早上赖床，往大的说是违背自然规律，往小的说就是懒惰，而菩萨不喜欢懒惰的人。我知道许多朋友家中供奉着菩萨像，可是把菩萨请进家，那他就是家里的主人，万万不可怠慢。可很多人早上睡到七八点，起床后洗洗刷刷直到九点多才给菩萨换水上香，这样很不好，菩萨不喜欢。所以，我常劝我的弟子们，若是家里供养有观音菩萨，一定要早点起来给菩萨换水、上香、诵经，只有把家里的主人照顾好，他才会为你保平安，除灾祸，给你成功的事业和健康的身体。

很多病是想出来的

　　我说过，我们的身体只不过是一副臭皮囊，身体生病不算病，心中生病才是真的病。佛祖教我们常存清静心，就是要我们守住人的本性，心不要随外界的"相"而来回转动，说白了就是不要让别人牵着你的鼻子走，凡事不要想得太多，想多了只会徒增烦恼，蒙蔽心性。

　　中医说忧思伤脾，想太多的人一个明显特征就是瘦。《红楼梦》中的林黛玉就是个敏感多疑的人，周瑞家给贾府各姑娘送宫花，最后送到黛玉这里时，黛玉就疑心是别人挑剩下的才拿来给她。人家的无意之举就引起黛玉的重重猜测，这不是过于敏感多心了嘛。凡事都求真，事事都多疑，这自然造成了她娇弱多病的体质。

　　不知在生活中大家有没有这个毛病，人家问你吃饭没，你下面会怎么想？有些较偏执的人会想"怎么，你看不起我，害怕我上你家吃饭？"其实，想那么多干什么，人生一世，心宽体自胖，简简单单最好。你看"人"字的构造多简单，只是一撇一捺，祖先在造字的时候不就是在告诫我们，做人不能太复杂，太烦琐，要简简单单嘛！

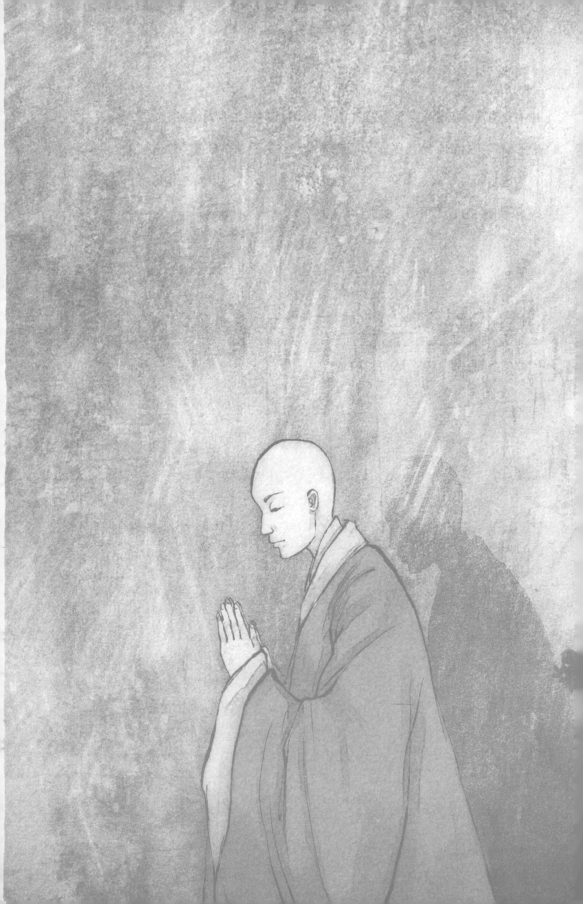

第二篇

治病要先治心病

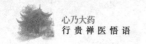

"畏因"才能健康

为什么求佛学佛的人千千万万，达成所愿的人屈指可数？我怎么样才能成为一个幸福的、健康的人？对这些问题我直到得了癌症以后，才找到了答案，那就是"众人皆是畏果不畏因"。

其实，畏因很重要，如果我们每一天都"畏因"。不去多吃那一口饭，不去骂任何一个人，不去恨任何一个人，把微笑当成走遍世界的护照。每天都心情舒畅，五脏六腑运转正常，疾病怎么会找到你？怎能不健康长寿？

但是，很多人会问："师父，不是我不愿意畏因，可有人不让我畏因怎么办？"

对此，我想说的是，当有人不让你畏因的时候，你要想想更前面的因，这样你才会真正地畏因。先讲一个我遇到的病人吧。

记得曾经有一位居士找我治病，见到我的时候他非常绝望，那股子绝望劲儿化作一股愁云，笼罩在他脸上，渗透在他眼睛里。经我一番询问，方知这位居士得了肾衰，用大夫的话说就是"再不治就得换肾了"。于是我问他："你现在治着病吗？"

他说："治着呢，天天喝中药，一天到晚嘴都是苦的，也不知道病能不能好。"

我问："你不想喝中药是吧？你害怕天天喝中药是吧？那你将来的结果只有一个，你心里很清楚。你要是畏这个果，你就别害怕这个因。天天喝中药怎么了？你把它当成咖啡不就完了吗？"

直到现在，已经过去七年多了，他仍然活得好好的，虽然天天喝中药，但是病情一直没再恶化。

有句名言，"人偶尔做一次好事不难，难的是一辈子做好事"。这话其实也可以反过来说，"人偶尔做一次坏事可以原谅，不能原谅的是天天做坏事"。今天大鱼大肉一次，没什么，身体承受得了。明天再大鱼大肉一次，身体照样承受得了。但是你天天大鱼大肉，天天不畏这个因，将来脂肪肝、高血脂、高尿酸血症、糖尿病，不找你找谁？

富贵荣华终是南柯一梦

当年我在医院当大夫的时候，在美国、德国、加拿大等国家创办了很多康复中心，那时候真是对名利特别执著啊。别人请我去讲课，只见台下黑压压一片，成千上万人，而自己高高在上，于是虚荣心极度膨胀。那时候经常有国内外的媒体来采访我，无论到哪儿谁见到我都是毕恭毕敬的，因为我是大名人啊。我有时候一星期能飞三四个国家去讲学授课，恨不得把全世界的钱都给挣了。

结果后来遭了那场大病，直到慢慢痊愈，我才明白：功名利禄看着是你的，其实真的不是。你能跟生命签合同吗？你能想活多少岁就活多少岁吗？我患病后，在国外的那些康复中心无人打理，我说："让师兄弟、家人朋友替我去打理吧？"客户们却说："师父，我就认你！"大家看到了吗？挣那么多干什么？人命都没了，能带走什么？又能给孩子留下什么？

还是那句话，"贫困施舍难，富贵修行难"。

这句话看似很简单，但是寓意深远。施舍的是啥？物质。修行的是啥？

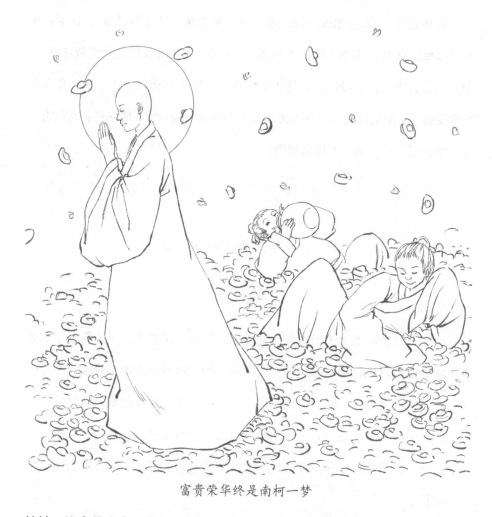

富贵荣华终是南柯一梦

精神。施舍是小舍，修行才是大舍。我以前给人看病，讲课，那是小爱。我得癌症以后，通过修行而痊愈，才明白了什么是大爱。拥有大爱之人首先要有一颗爱心，爱自己，爱病人，爱一切受苦受难的人。后来，我连中药里的动物药都不开了，以此提醒自己时时刻刻不忘这种爱心。

所以，我毅然把国外的那些康复中心都卖掉了，把自己家里的房子也卖掉了，建了一座寺院，给附近的百姓提供一个寻求心理慰藉之所。多余的钱，我都捐给了希望工程，建希望小学。

大家要知道，我们只是这个世界的过客，来去匆匆几十年而已。所以，**万事随缘，不必执著，放下就是得到**，当你的心能够容纳万物之时，你就拥有了一切。

心乱之人病难愈

我曾经遇到过很多病人，辗转过很多家医院看病，都看不好。我问其原因，他们说："师父，我不太相信那个大夫。"

我自己也得过癌症，住过院，接受过化疗，我能将心比心，体会到他们的痛苦。其实，这类人不仅饱受着身体的折磨，更饱受着心灵的痛苦。他们不知道，他们说不太相信那个大夫，其实是因为他们的心乱了。

曾有一个病人患了皮肤病，去医院找医生，医生给他开了7天的药，他回去后只吃了两天，发现没效果，就又换了家医院，吃了两天药后，听说我看病比较厉害，又来找我。我问过情况后说："原方不变，再加一味药引子——坚持，回家坚持把药吃完。"最终，一周后此人疾病痊愈。

除了有病乱投医，还有很多人是"有病多投医"。我亲历过两个病人，一个是老农民，有一次去看病的时候发现一个甲状腺结节。当时大夫说他这个结节已经3厘米大了，得手术。他当时就住院手术，一个星期就出院了，到现在仍然非常健康。还有一个女病人，有钱有势，也是患了甲状腺结节，一听说自己患病后，立马做了很多相关的检查，找了很多大夫看病，结果一个大夫一个方案，到最后她也不知道怎么吃药了，最

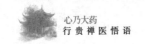

终病逝，令人遗憾。

佛讲"信、愿、行"。信分为"自信"和"他信"。人没有自信就没有佛性，人没有他信就不会信佛。你谁都不信，那么谁能救你呢？

《西游记》大家都看过，很多人都觉得，西游记里的师徒四人能取得真经，孙悟空的功劳最大。而且很多人喜欢嘲笑唐僧，说他性格懦弱，啥也不会。其实，您有没有想过，师徒四人里谁的心最坚定？孙悟空是挺厉害的，猪八戒也不错，可是一个动不动就使性子，一个一碰到困难就要回高老庄，试问仅凭他俩能取得真经吗？

所以，我们在做事时，要向唐僧学习，不管什么情况，心不能乱。

每个人都希望自己成功，然而要成功必须因缘具足，如智慧的程度、能力的强弱、基础的奠定、福德的深厚、强健的身体、善缘的广结、无间的精进、不懈的努力等。但是除了这些以外，人格的特质往往是成功的最大关键。善良美好的秉性，可以说是不可或缺的条件，不过**成功的真正秘诀，是能坚守住自己的心**。

佛在心头坐，何须他山求

很多人来寺院里烧香几十年，念佛十几年，却不知道佛是谁，都认为这个佛像是佛。其实，佛、菩萨、罗汉、四大天王，通通都是教具。它们是在提醒我们，要像他们一样，一步一步渐进修行。

您到寺院以后，会发现每一个寺院的大门口都是弥勒佛，他大肚能容容天下难容之事，慈颜常笑笑天下可笑之人。这时候您应该在心里对自己说："我也要学会包容"。如果你不能包容别人，老是挑别人的毛病，别人也同样不喜欢你。别人不喜欢你，你心里就会生气，就会生出烦恼，疾病也就接踵而至。

说到这里，大家知道病是怎么来的吗?

其一，气出来的。气为百病之源，万病之根。我们无论是起心动念、说话办事，都要让所有见到你的人、接触你的人、认识你的人，欢喜跟你接触。若你说话做事搞得人见人厌，那恐怕只会四处碰壁，自然搞得怨气满腹，离生病也就不远了。

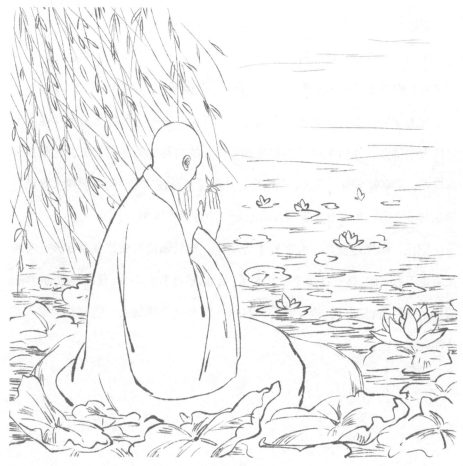

佛在心头坐，何须他山求

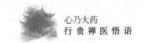

其二，贪吃贪喝，欲无止境。《洗髓经》上面有四句话："**口中言少，心头事少，腹中食少，百病即了。**"这可作为大家的座右铭。

寺院门口端坐着四大天王，这又是什么意思呢？

东方持国天王，代表负责任，"持"是保持，"国"是国家。这是在告诫我们做人一定要尽职尽责。每个人在社会上，都有他的职责，能把自己的职责尽心尽力做到圆满，这个社会就会和谐，国家就一定能富强。

南方增长天王，这是在告诫我们：单把我们职责之内的事情做好还不够，还要天天求进步。因为时代永远在进步，我们不进则退啊！我们的修行要增长，品德要增长，乃至学问、智慧、技艺、能力都要增长。

西方广目天王，能随时观察三千大千世界，护持众生，意思是什么呢？就是叫我们要多看书，多学知识；多看人，以增阅历；多看山水，以增眼界。

北方多闻天王，关于他还有这样一个传说：有一个人经常去听释迦牟尼宣讲大乘佛法，他后来变得非常博闻强识，故被尊称为多闻天王。这是在告诉世人，凡事要多听，多想。无论是身在职场还是在家里，都不要说太多话，须知言多必失；凡事要多听别人的意见，少说话多做事。

记住，佛像是教具，大家到了寺院里，别只顾低着头，拿着香火，对佛像看也不看一眼，转一圈磕个头就走了。须知，佛在我们心中，我们拜佛的时候，其实是在拜自己的自性佛。我们要时刻提醒自己低调做人，唯有尊敬别人，才能成就自己。

足迹有多远，心就有多大

现在的很多人，都一心想着怎么赚钱，或自己闷在家里苦思冥想挣钱之道，或叫上几个所谓的朋友边喝酒边大话着自己的人生理想，就是不付诸实施。长此以往，人生理想天天挂嘴边，夜夜梦中见，早晚只是梦一场。到头来不仅钱没赚着，心也疲了，身体也垮了。

究其原因，在于他们不知道多出去走走，圈子太小，因此蒙蔽了双眼，禁锢了思维。"井底之蛙"的故事大家都很清楚，其实，这只青蛙可能不像大家想的那样，它不去井外的原因也许是井口太高了，自己的弹跳力不够，就像一些年轻人，生活阅历和经验不够，出去走走的时机尚不成熟，只有闷着头等待机会。

可经过雨水、泉水的积累，井里的水位上升了，达到了出井的高度，那再不出去，这只青蛙就真的是书本上所说的那样了。人也一样，在积累了一定的智慧、资本之后，就要去外边走走，那样不仅能开阔视野，还能陶冶身心、锻炼身体，甚至结识更多的人脉。否则，你将永远屈居人后。

你看得有多远，你的心就有多宽。大家可能以为我们僧人整日就只固守在自己的一片天之下，其实，我们刚入佛门的时候，确实只是在寺院中诵经念佛，但到达一定的程度后，我们会去全国、甚至世界各地，去与其他先进文化进行交流，这一方面是在宣扬佛法，但更重要的是我们从中能够参学更多好的东西，最终还是自己受益。

总之一句话，多出去走走，放心地去拥抱这个世界，不要害羞，不要胆怯。只要动起来，心打开了，眼界宽了，朋友多了，人脉广了，财富自然是你的，而健康、快乐也会常伴你左右。

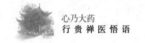

治病如握沙，攥得越紧流得越快

生病不可怕，可怕的是你对生病的看法。

我有一次在寺院碰到一个想来找我治病的"双心病人"，我为啥说她是双心病呢？因为她既有心脏病，也有心病。这位六十出头，比我小五岁的女士看见我的时候说："师父，我得这心脏病，说不定哪一天突然一发就走了。"

我带着她来到寺院的西南角，那里留有建筑寺院的时候剩下的一堆沙子。

我让这位女士抓一把，她当时也不理解，就抓了一把在手里。然后我让她把抓沙子的拳头握紧，小拇指竖直朝下。然后告诉她，别让沙子流出来。

这位女士果然如我所说，把拳头握得非常紧。但是，她越用劲握拳，从拳缝里流出的沙子越多。

我开始点化她："看见这沙子了吗？它其实就是你身上的病。你攥得越紧，越想控制它，沙子流得越快。你越是在意你的心脏病，你的病加重得就越厉害。"

这位女士当时听了恍然大悟，对我连连称谢，说自己明白了。没想到的是，这个故事还没完。约三个月以后，这位女士又来跟我讲述她自己的故事。

她说自己当时听到我的话，感觉就像当头一棒似的，顿时开悟了。可是这心病啊，可不是一下子就能解决的。有时候，她还是会忍不住去想自己的病。于是有一天，她又来到寺院的那个沙堆旁，专门用个纸袋装了一袋沙子，然后跟佛祖磕了个头回家了。

回家以后，她就用小袋子随身装了一点沙子，每当想起自己的病，想着自己可能不知道啥时候就要去世的时候，就把沙子掏出来，攥在手心里，看着沙子流出来，想着我说的话。

再后来，她就不用攥沙子了。不仅是疾病，每当在生活中碰到一些不开心的事，我那些话就像洪钟一样，回响在她的耳边。她马上就告诉自己，这种事情，想得越多，自己越烦。果然，她整天就开开心心的，后来，每天早晨去外面锻炼的时候，她就跟人讲自己的故事，她身边有很多老人也因此受益颇多。

听她讲了自己的故事，我也很高兴。生病其实一点都不可怕，它就像沙子一样，你攥得越紧，它从你手心里流走得就越快；你稍松一点，手心里的沙子反而不会流走。

工作如是！生活如是！人生如是！一切皆如是！

自觉觉他，自利利人

我在国内外讲课，不管见到什么人，讲完后我都会很开心。因为我把我学的知识，把我自己得到的利益分享给了大家。平常见到我的人，我也会让他开心，给他温暖，给他快乐。谁不想健康，谁不想快乐？但是要有方法。

不知道大家留意过没有，你看那些高考状元，记者去采访他（她）的老师或同学时，大家都会说，这个人虽然学习比较好，但是一点也不骄傲，还经常帮助同学，别的同学去问问题，他（她）会细心地解答，一点也不觉得这样会浪费自己的时间。自私、冷漠、不合群的高考状元几乎没有。

由此可见，你给别人快乐你就快乐，你给别人知识你也能巩固自己的知识，你让别人成长自己也在成长。所以我们要慢慢地修炼，让自己对所有人都好。

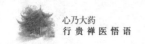

曾有这样一个故事：

一个乡下人进城经商，在一条街上开了家店铺。刚来不久，他就发现在这条街上不仅生意不好，而且路面坑坑洼洼，到处是残砖乱石。乡下人觉得奇怪，就向相邻的商家请教。相邻的商家告诉他，路不好走，经过的人或车辆就会慢下来，人们走进店铺的可能性就会增加，这样才能增加商机。乡下人对这种逻辑很不以为然，他不听周围人的劝阻，坚决搬走路上的砖石，并找人将路面修平。从此，这条街上人车畅流，呈现出一派繁华景象，商机非但没有减少，反而大增。众人疑惑不解地问乡下人：路通畅了，人们驻足停留的机会少了，何以商机反倒增多了呢？乡下人答道：路不好，人们多绕道而行。经过的人少了，商机又怎能多？

由此可见，多对别人好一点，你就是别人的贵人，别人自然对你好，所以说，最大的自利是利他。

自强不息，疾病远离

我生病以前，在医院上班。由于我看病比较好，所以一到医院，门诊、病房里都是找我看病的人。而且，还经常有人请我去讲课，一出门，车马齐备，锦衣玉食，我很是过了一段安逸的日子。但"生于忧患，死于安乐"，日子过得太舒服，思想就发飘了，离佛就远了。

到了1996年，我已到癌症晚期，躺在病床上动不了了，这才明白：人，永远不要忘了自强自立。其实，自强自立是每个人与生俱来的东西，只是我们慢慢地给忘掉了。

当我躺在病床上，想着以前都是别人躺在床上，现在轮到我了，心中不胜感慨。再看看同一个屋里的病友，生病之后儿子照顾儿子烦，姑娘照顾姑娘烦，保姆照顾保姆烦，正所谓"久病床前无孝子"。

想到这一点以后，我尽量开始自立了。那时候我已经从一百零几斤瘦到七十多斤了，那真是躺着坐不起来，坐着站不起来，站着走不起来，但我还是自己能干的尽量自己干，尽量少麻烦亲人、弟子。

我在躺着的时候，每天都试着去坐坐；在坐着的时候，每天都试着下床站站；能站了，就试着走几步；能走了，就试着出去转转。

后来，我总结出来一条经验：自立是一个人生命的强大动力。就这一念，可让整个身体的阳气调动起来，我就用书里所提到的锻炼方法，让阳气慢慢收复失地，渐渐让我的整个身体充满正气，我的病慢慢就痊愈了。

缘来欣然拿起，缘去释然放下

很多人其实不知道什么是缘！

这话我说出来，想必很多人会不服气。有人会说，缘谁不知道啊！我跟我老婆不是有缘才走到一起的吗？

但这只是情缘，缘还有很多种，比如事业缘、亲情缘、友情缘，等等。

正因为不知道缘，所以很多人盲目追求爱情，得不到的，死去活来，甚至跳楼自杀，更有甚者，得不到对方就去残害对方。也有很多人过分追求金钱、

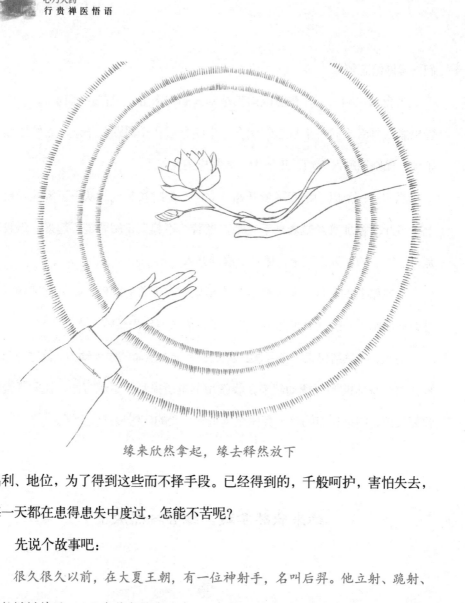

缘来欣然拿起，缘去释然放下

名利、地位，为了得到这些而不择手段。已经得到的，千般呵护，害怕失去，每一天都在患得患失中度过，怎能不苦呢？

先说个故事吧：

很久很久以前，在大夏王朝，有一位神射手，名叫后羿。他立射、跪射、骑射样样精通，而且每箭都能射中靶心，从来没有失过手，人们都非常敬佩他。夏王也十分欣赏他的功夫。

有一天，夏王把后羿召入宫中，对他说："今天特意请先生来表演精湛的射箭功夫，为了使这次表演更加有趣味，我定个赏罚规则：如果你射中了，我赏赐你黄金万两；如果射不中，我就要削减你的封地，现在请先生开始吧。"后羿听了夏王的话，心情十分沉重。他取出一支箭搭上弓弦，摆好姿势拉弓瞄准。不知为何，他拉弓的手微微发抖，瞄了几次都没有把箭射出去，最后终于松开了弦，只听"啪"的一声，箭却钉在离靶心几寸远的地方。后羿脸色一下子白了，他再次弯弓搭箭，精神更加紧张，射出的箭也偏得更加离谱。

最后，后羿铩羽而归，夏王也很失望，同时心中也很疑惑，就问大臣："后羿平时射箭百发百中，今天怎么啦？"一个大臣解释说："后羿平日射箭，只是一般练习，心情很平静，水平自然可以正常发挥。可是今天他射出的成绩直接关系到他的切身利益，他就不能像平时一样，当然不能充分施展技术啦！"

其实，咱们人生的每一天，从本质上来讲，都在经历着后羿的事，因为每做一个决定其实都是一种取舍，因为患得患失，所以难取难舍。

既然如此，就让我们把人生的每一个决定、每一次经历都当成一个缘吧！**缘来了，就欣然拿起；缘去了，就释然放下**。每天都把自己想象成参加奥运会的选手一般。自己得奖了，就拥抱没有得奖的对手；自己没有得奖，就祝贺自己的对手。

只有这样，你才能永远是生活的主角！佛门也有句话，叫"佛度有缘人"，如果你做到了，你就是佛！

前脚不放下，后脚怎抬起？

我出院以后回到寺里，有位师兄来看我，他对我说："行贵师弟，你要学会持咒、念咒、拜佛、打坐。"师兄的话惜字如金，当局者迷，旁观者清，师兄已经发现了我在带病修行过程中内心存在的问题。

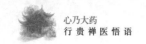
师兄讲完以后就走了，但是他的话给了我非常大的启发。我在病重的时候，持的是《药师咒》。持咒念咒是干什么呢？是要用圣号降服内心的妄想和执著。虽然我有了对抗癌症的勇气，但是光有勇气是不够的，还得有强大的内心和足够的智慧。通过持咒念咒，就是让我降服自己的心，不要去想过去那些不愉快的事情，放下那些妄想、执著，即便在抗癌路上取得的暂时成功也要放下。

真是这样，因为那时候虽然我的身体一天天在好转，但是我有时候也会想，要是我没有成功怎么办？而这就是妄念，这是一种恶，妄念不放下，它就会遮盖你自性的能量，就会消耗你的能量。

多亏师兄点醒了我，当再有妄念的时候，我就持《药师咒》来压这个妄念。但是有一天我念咒的时候，忽然明白了一件事。既然我持的是《药师咒》，就不应该为了消除自身疾病而念咒，那不是药师佛的本意。药师佛在修行时曾发下十二大愿，每愿都是为了满足众生之愿，拔救众生之苦，医治众生之病，这是一种大善。我持咒的时候，也不应该只为了让自己康复，而应该为了让大家都好。也就是说，我持咒的时候应当为别人祈福。后来，我的身体稍好了一点，我就又开始去给别人讲学、看病，但是这时候我不再是为了自己。所有得来的回报，也就是钱，我都捐给了寺里，捐给了学校。这是在行善，只有行善才能除恶，才能积德，我才能有福报。

时间不会倒流，昨日之事不想，就是放下执著；明日之事不想，就是放下妄想。唯有把握当下，处理好今天的所有人和事，才能让自己安心。就如同走路，你的前脚不放下，后脚能抬起吗？

人生苦短，何不慢慢走？

先说个故事吧：

老和尚和小和尚分别挑着一担水从山脚下回到山上的寺院里。小和尚想，挑着水这么沉，早点回到寺里，就可以早点休息了。于是，他加快脚步往寺里赶，半个小时他就到山上了。老和尚则是不急不躁、平心静气，一步一个台阶往山上走，一个小时后才到山上。小和尚说："师父，您还不如像我这样，用把劲儿早点回来休息呢。"老和尚回答："不，你虽然跑得快，但是你的呼吸刚刚平静下来，所以，咱们到山上的时间不是一样的吗？"

在生活中其实也是这样，看看咱们身边的人，上班的时候，很多人急急忙忙地赶路，甚至不惜闯红灯，等到了目的地以后，坐在那里呼呼大喘，要很久才能平静。下班也是如此，虽能早回家几分钟，但累得连话都没心思跟家人说，这和晚些时间到家有什么区别？与其这样，何不慢慢走？

我们大多数人的人生也如是，前半生拿生命换金钱，后半生拿金钱换生命，一辈子都忙忙碌碌，疲于奔命，想起来，还不如平平淡淡，健康长寿。很多人生病了，巴不得自己赶紧好，但欲速不达，急也没用！

我曾经给一个小孩子看过病，那孩子反复发烧，他的爸爸妈妈带着他来看病时，我问其发病原因，孩子的妈妈说，孩子前阵子发烧住院，烧到39℃，早晨住到医院里，到了晚上烧还没有退下来。孩子的爸爸着急了，一巴掌抽在护士脸上，还冲护士吼，说"医生都是干什么吃的，烧都退不下来"。

孩子的管床大夫看了，马上开了个处方，对护士说"去把药拿了，把孩

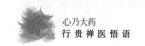

子的烧给退下来"。给孩子输上液一个多小时后，孩子的烧退下来了，又输了两天液，孩子不烧了，就出院了。

但是没想到，此后孩子开始反复发烧，断断续续的十几天，一直好不了。

我听了就明白了，当时就斥责这位家长："怎么能打护士呢？你的孩子是宝贝，人家护士在她的爸爸妈妈眼里不是宝贝啊？再说了，发烧是人体的一种自我保护机制，是身体里的免疫系统在跟病菌做斗争呢。只要烧得不是太高，孩子烧一烧不仅没事，对他的身体反而非常好。退烧很容易，抗生素一用上，烧很快就会退下来。不过抗生素是双刃剑，把身体里的好细胞和坏细胞都杀死了，孩子的身体素质就变差了。你这孩子，本来发发烧，自己不吃药能扛过去，结果你这一巴掌打得，孩子不反复发烧才怪。"

其实在生活中也一样，咱们一定要把生活节奏慢下来，尤其是在遇到让你发怒、急躁的事情，或者亲人生病的时候，可以这样在心里对自己说："我现在就站在十字路口，前面就是红灯，如果我不慢几秒，那将给我带来更大的祸害。"

人行百善，不如守念一日

俗话说得好，"广厦万间，夜眠七尺；良田千顷，日仅三餐。"可为何世上还是争斗不休呢？这是因为——人们需要的很少，但是想要的太多。

很多人不知道欲望太多的危害有多大，下面就让我来跟大家分析一下。

可能很多人觉得，一个想法能有多大危害？其实，它就像扔进平静水面的一颗小石子。本来平静的水面，你扔进去一颗石子，它就会荡漾起一个水波，并且这个水波会随之不断地扩散，越扩越大，一直到整个水面都随之波动。这是我们能看到的，还有我们看不到的。比如水面下的鱼虾龟蟹，它们很机警，水面一动，也会跟着往远处跑，而它们一跑，远处的鱼虾龟蟹也会跟着往远处跑。

这就是一个想法、一个念头造成的结果。**真是一念不动，风平浪静；一念一动，风起云涌。**

可能有人会不理解，说："师父，我这一念就能造成那么大的影响吗？"当然能。比如，你突然有个念头——想去北京。你或许觉得你就这一个念头，一个想法。但是仔细想想，绝对不然。你为什么想去北京？世界这么大，城市那么多，你是怎么在众多的城市中筛选出来的？另外，你想去北京，这就完了吗？不！你还会接着想，我什么时候去？我怎么去？我去见谁？我不见谁？我去哪儿玩？去故宫还是长城？……

曾经有一次，佛问弥勒菩萨，一念是多少时间？

弥勒菩萨答复："举手一弹指，三十二亿百千念！"就是说，一个念头就是一个生灭，而一弹指有三十二亿百千念。百千是多少？——十万。也就是说在人那么一弹指间，就有三百二十万亿个念头。这下您明白了，水在风平浪静的时候，拿个石头扔进去，就会掀起一朵浪花，随着这个初始的念头越走越远，它究竟会掀起多少浪花？是绝对数不清楚的。

正是因为我们有着无穷无尽的念头，所以我们找到了伴侣，结了婚，成了家，有了孩子。

所以弥勒菩萨说："三十二亿百千念，念念成形，形皆有识。"

所以，我们的念头不能太多，尤其不能有坏的念头，否则就会伤害我们的身体。比如，你不喜欢张三这个人，你可能会说："张三，你多坏啊！"可

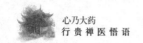
是这一个恶念，就会伤害到对方。

所以，我们在平时，要尽量少一些念头，少一些欲望，少一些怨恨，因为，我们需要的并没有那么多。

但行耕耘，莫问收获

我师父的书法、绘画都非常好，他经常自己一个人在屋子里，安安静静地写字作画。我那时候还小，对人世间的很多事都非常好奇，尤其是非常吃惊，为什么一幅山水图在师父笔下没多久就跃然纸上。因此，我就非常想去看看师父作画，但是师父不让我看。我当时才八九岁，好奇心很重，于是有天上午我趁师父在屋里作画的时候，就站在窗户下，想偷看。

过去的窗子不像现在都是玻璃的，而是用纸糊在窗框上的，手指头一捅就一个孔。我就踮着脚尖用手指头捅了一个洞，想看看师父作画。可是我个子太小了，踮着脚也看不清楚。

我当时一着急，脑子里就出现了一首自己学过的诗：

远观山有色，近听水无声。

春去花还在，人来鸟不惊。

远山、近水、春花、小鸟构成了一幅图映入了我的眼帘。我忘记了自己当时是去偷看师父作画的，我松掉了自己抓在窗框上的双手，弄出了声响。师父听到窗外有人，就出来了。

师父将我叫进禅房中，问我在干什么，我就把当时的情况给师父说了

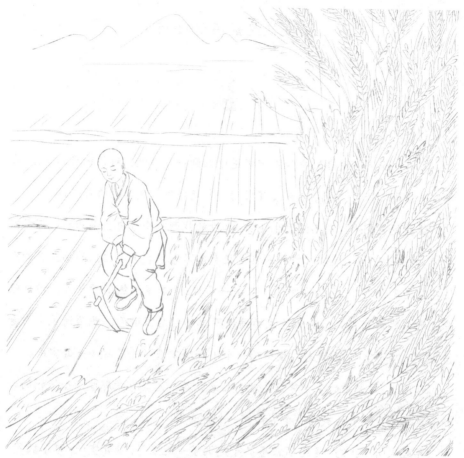

但行耕耘，莫问收获

一遍。师父听了后告诉我，我刚开始学禅，不让我看是担心我看的东西多了，心生乱念。不过既然我这么想，于是师父就专门画了一幅画，让我在边上看着。

此后我就明白了一个道理，人活着要有理想，有目标。学佛也是如此，既要积极向上，但也不要对目标过分地执着。要把握好当下，走好现在的每一步路，就会离你的目标越来越近，将来时机到了，自然就得到了。相反，看看咱们这个社会，现在很多人过分渴求金钱、地位、荣誉，结果**得之不正，终会失去。**

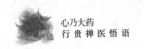

接受就是最好的修行

先说个故事：

曾有一个满怀失望的年轻人千里迢迢来到一座寺院，对住持释圆说："我一心一意要学丹青，但至今也没有找到一个能令我心满意足的老师。"

释圆笑笑问："你走南闯北十几年，真没能找到一个令自己满意的老师吗？"年轻人深深叹了口气说："许多人都是徒有虚名啊，我见过他们的画，有的画技甚至还不如我呢！"释圆听了，淡淡一笑说："老僧虽然不懂丹青，但也颇爱收集一些名家精品。既然施主的画技不比那些名家逊色，就烦请施主为老僧留下一幅墨宝吧。"说着，便吩咐一个小和尚拿来了笔墨砚和一沓宣纸。

释圆说："老僧的最大嗜好，就是品茗饮茶，尤其喜爱那些造型流畅的古朴茶具。施主可否为我画一个茶杯和一个茶壶？"

年轻人听了，说："这还不容易？"于是调了一砚浓墨，铺开宣纸，寥寥数笔，就画出一个倾斜的水壶和一个造型典雅的茶杯。那水壶的壶嘴正徐徐吐出一股茶水来，注入那茶杯之中。年轻人问释圆："这幅画您满意吗？"

释圆微微一笑，摇了摇头，说："你画得确实不错，只是把茶壶和茶杯放错位置了。应该是茶杯在上，茶壶在下呀。"年轻人听了，笑道："大师为何如此糊涂，哪有茶壶往茶杯里注水，而茶杯在上茶壶在下的？"

释圆听了，又微微一笑说："原来你懂得这个道理啊！你渴望自己的杯子里能注入那些丹青高手的香茗，但却总把自己的杯子放得比那些茶壶还要高，请问香茗怎么能注入你的杯子里呢？"

其实，我们在很多时候就像故事里的年轻人一样，渴望成功，但是难以接受现状。所以，在生活中才会有很多人不停地抱怨自己工作单位差、时运不济、身染重病，等等。

因此，佛说，接受是最好的修行。接受你现在的一切，只有接受疾病才能更好地认识疾病，战胜疾病，只有接受失败才能从失败中找到成功。

知足常乐，物极则反

现在，中国的经济非常繁荣，人才也越来越多，有很多人在自己奋斗的方向上取得了成功，尤其是很多人白手起家，挣得一份巨大的家业，非常不易。

但是，每天也有很多人，一下子从很高的高度跌落下来，结果一无所有，这非常让人痛心。

王先生原来是做餐饮的，他来找我的时候已经一无所有了。原来，他是一个非常普通的城市孩子，父母都是普通的工人，母亲还下岗了。但是王先生从小为人就非常机灵，对社会上的很多事看得很透。他 25 岁的时候娶了个老婆，老婆家里有个小餐馆，他就是用这么一个十几平方米的小餐馆作为自己的平台，经过十年的奋斗，成为拥有 5 个大饭店的老板。

去年，他从一个"好朋友"那里得到一个消息，搞一个投资，一年就可以让他的资产翻倍。他心动了，把自己的 5 个饭店都抵押了，但是，几百万的巨款却打了水漂。

他自己说，连死的心都有了。他的爱人看在眼里，由于以前经常来寺里

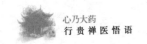

上香，就找到我，请我给王先生开导一下。

我对王先生说，我给你讲个故事吧！

"从前，有个老渔夫，和他的老太婆住在大海边一所破旧的小木棚里，老头儿天天撒网打鱼，老太婆天天纺纱织线。老渔夫运气很差，已经好几个月没有打到鱼了。有一天，他终于打到了一条鱼，不过只是条小金鱼。小金鱼开口求老渔夫放了他，并且说可以满足他的任何要求。老渔夫说，不要任何东西。于是，他就把小金鱼给放了。"

王先生听到这，把我的话打断了，他说："师父，这故事我知道。"

我听了笑笑，很正常，这个故事确实很多人都知道。我就说，那你知道你说说。

王先生说："老头回家以后，把事情跟老太婆说了一遍。老太婆听了对老渔夫破口大骂，硬逼着老头儿去向金鱼要一只新木盆。金鱼满足了老太婆的要求。但是老太婆又破口大骂，让老头儿再去要一座木房子。金鱼又给了她一座木房子。后来，老太婆又不满足了，想做贵妇人。金鱼也满足了她的要求。最后，老太婆居然想当女皇，还要小金鱼来侍奉她。小金鱼最后忍无可忍，于是，把一切都变回了原来的样子，老太婆又成了老太婆，破木盆和破旧的小木棚都还在。"

王先生讲完，我问他："你看，你是不是就是故事里的老太婆？"他听完若有所悟。

我接着说："你白手起家到现在的情况，我都知道了。你从小就很聪明，对社会上的事看得很透。但是，你却看不透自己的内心，你守不住自己的心，所以，你的心才会像气球一样，越吹越大，最后一下子破了。这跟爬山也是一样的，虽然你很厉害，征服了高山，可是，当你站在山顶的时候，却不懂得停下来看一看山下无限的风光、第二天的日出以及满山的花草，你又往前走了一步，结果就下坡了。"

现在咱们身边很多人都是这样，经济越来越繁荣，大家越来越有钱，但却不知道知足常乐、物极则反的道理，结果呢？到头来一场空。

所以，如果你取得了成功，不妨停下来，与你的亲人、朋友同享，这样你才能守住自己，守住你的亲人，才能得到最最幸福的感觉。

成功贵在有恒

从 1996 年我知道自己已到癌症晚期开始，一直到现在，我的年龄越来越大，身体却一直都很健康。我也经常去讲课，有时候到世界各地去，有时候就在寺里，讲一讲我的佛学、医学，还有我自己的抗癌经历。

有很多得癌症的人，会反复问我一个同样的问题："师父，怎样才能抗癌成功？你有什么秘诀没有？"

这时候，我都会反问他："你 4 个月可以走 1600 公里吗？"

很多人都摇了摇头。

然后我就会说："你不是不能，而是没有勇气。你知道吗？有科学家曾经研究过，人体血液中的红细胞的平均寿命是 4 个月，根据红细胞在血液中的循环速度，一个红细胞总共可以游走 1600 多公里。"

当我把这个科学事实告诉很多人的时候，很多人都不相信。其实他们倒不是不相信科学，更多的是一种惊讶。一个红细胞，在显微镜下才能看得到

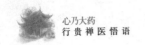

的东西，短短 4 个月居然可以游走 1600 公里？我们人类，踏一步就是几十厘米，这个距离可以排上亿甚至几十亿个红细胞。为什么我们在四个月内走不了 1600 公里？不是不能，而是没有勇气。

我说到这里，很多人都会明白，"师父，原来您抗癌的经验就是持之以恒地锻炼"。

是的，从 1996 年到现在，已经快二十年了，你问我抗癌成功了吗？我会说，我没有成功，但是我一直走在成功的路上。我每天都锻炼，通过锻炼把自己的身体调整到最佳状态，跟身体里的病魔进行战斗，怎能不成功呢？

很多人会说，"每天都得辛苦锻炼，谁能受得了呢？"其实，大家别把每天的锻炼当成任务，应该想着，作为一个人，本来每天就应该去锻炼，就像我们每天都要吃饭、睡觉、走路一样。

弥勒相伴，笑口常开

"大肚能容，容世上难容之事；笑口常开，笑天下可笑之人。"这说的是布袋和尚，也就是我们供奉的弥勒佛的原身。他笑颜大腹，手持藜杖，还经常佯狂疯癫，挎着布袋。这种独特的形象已经深入大家的内心，憨态可掬的弥勒化身之所以被妇孺喜欢，其关键就是因为他爱笑。

我在寺院里，每次看到他的时候，都要静思一两分钟，尤其是我得癌症以后。记得我刚从医院化疗完毕回到寺院里，第一眼看到这尊笑佛的时候，眼泪都流出来了，烦恼事、伤心事、痛苦事，多笑笑不都过去了？

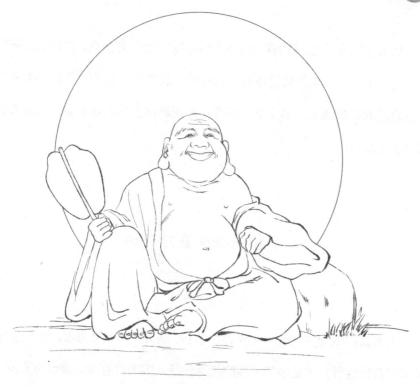

弥勒相伴，笑口常开

如果您没生过病，可能体会不到当时我的心情。我在刚得癌症的时候，想得太多了。一天到晚躺在床上，就是在想事情，想亲人，想家，想过去的事……根本就忍不住。

每当我脑子里想法太多时，我就让徒弟扶着我，多到弥勒佛前走走。我一见到他，看着他整天咧着大嘴一副乐呵呵的模样，我就免不了欣然一笑，忘却了一时的烦恼。我就告诉自己，生病了也没什么大不了的，想那么多事干嘛？至少现在高兴就好。

后来，我的身体一天天康复，精神也越来越旺。我在寺院里经常带着一帮居士们锻炼身体。由于我每次锻炼都要 45 分钟左右，所以很多人（包括一些年轻人）都锻炼不下来，可我就能从头练到尾，并且面不改色气不喘。我觉得，这跟我在弥勒佛前经常以笑磨砺心境有很大关系。

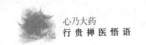

您听了可能会说："还有'以笑磨砺心境'的?"那当然,你能天天笑吗?不能吧! 所以,如果您感觉不开心的时候,我希望您也请一尊弥勒佛回来,放在自己的办公桌上、书桌上,或者挂在钥匙链上,不知不觉,您每天的笑容就多了起来!

尽孝是世间最好的药

古人云:"百善孝为先……常存仁孝心,则天下凡不可为者,皆不忍为。"故孝居百行之首。孝是中华民族的优秀传统,因为没有孝,就没有根本,就没有人类传承,就没有安定和谐的社会。

我们看孝字的写法,上面是个"老", 下面是个"子",老在上,子在下,这是长幼尊卑的顺序、礼节,也可以视为以子承老,儿子背着老父母,"孝"字本身就非常形象地道出了孝的真意。

佛家认为无论出家在家,都应当孝养父母,否则便是犯戒。释迦牟尼佛为报父母深恩,曾在父亲生命垂危时,连自己身上的肉也割下来供养父亲。隋朝的敬脱法师一头担荷母亲,一头挑负经典,云游四海,随缘度众。南北朝时的南齐,有位高僧叫道纪法师,他一面躬奉母亲,一面乐说佛法不倦,有人要代为照顾他的母亲,他却婉拒说:"生养我的母亲应该由我亲自来孝顺,怎么好麻烦他人代劳呢?"他的孝行因此感化了不少的道俗信众。

对于父母,我们要做到"生侍之以礼,死葬之以礼"。啥意思呢? 当他们在世的时候,我们要好好孝顺,去世后,我们也要做到我们应执的礼节。在现代社会中，很多人都明白"尽孝"这个理，但就是只挂在嘴上，不往心里去。老人家活着的时候，不知道尽孝。等老人去世以后，才发现自己没有尽心照顾老人。

咱们国家有句俗话叫"树欲静而风不止"，知名度很高，但是后面那句知道的人就不多了，是"子欲养而亲不待"，往往是当做子女的希望尽孝的时候，父母已经等不到这一天了。这岂不让人后悔？

常尽孝，对你没有损失，给父母买些吃的喝的值几个钱？陪他们说说话、聊聊天，会耽误你多长的时间？你应该想到，这样做不仅能够促进家庭和睦，而且还能让父母保持良好的心境，少得病，少吃药，拥有一个健康的身体。

当然，前面我说了，孝字，上面是"老"，下面是"子"，还有另一层意思，那就是传承。你天天对父母好，你的孩子在无形中也会学到这种孝道，等你老了也同样会享受到这种福报。这是一种福泽子孙的好事。所以请记得，在亲人还在的时候珍惜他们，孝敬他们！

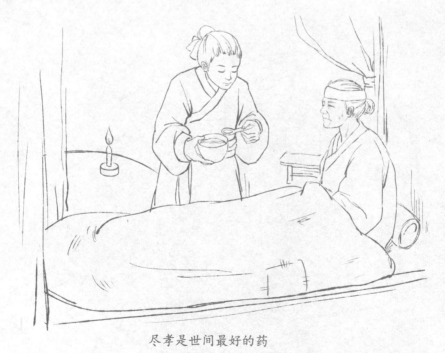

尽孝是世间最好的药

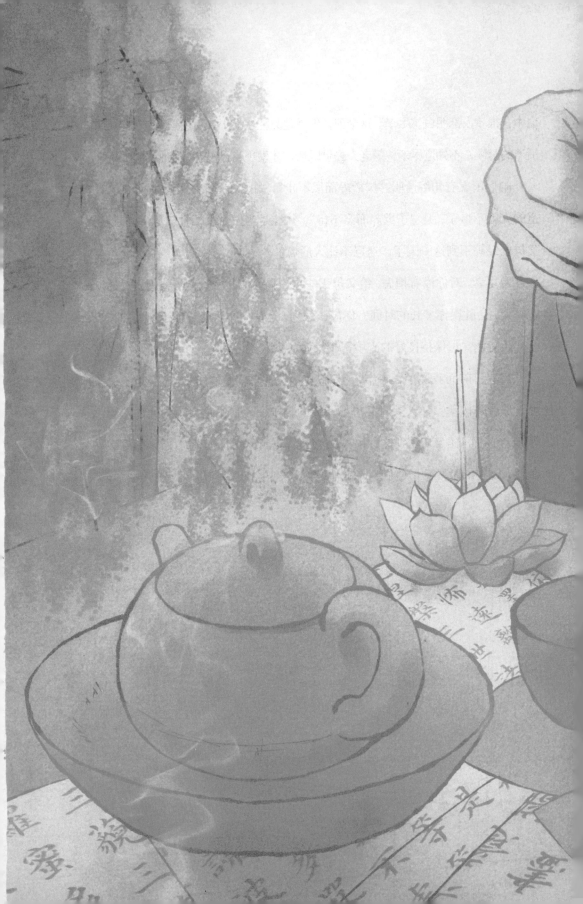

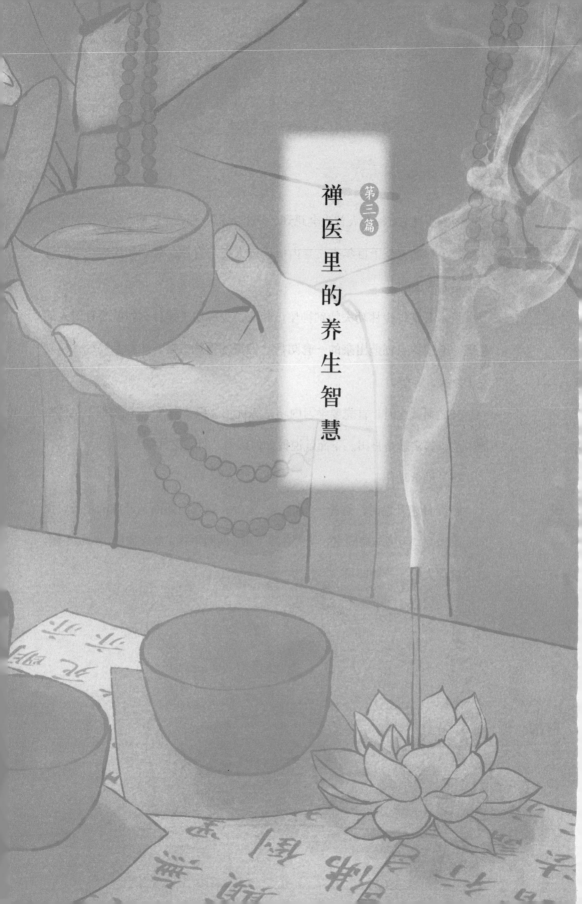

第三篇

禅医里的养生智慧

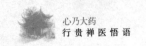

少林功夫的真谛

谈到少林寺，很多人首先会想到"少林功夫"，那么，它是怎么产生的呢？其实，少林功夫是千百年来，寺内历代僧人在与自然、衰老和疾病斗争的过程中逐渐形成的。

很多人觉得少林功夫特别神秘，其实，**少林功夫是什么？就是针对人的生理、心理特点创造出来的一套防病、健身的锻炼方法。**比如易筋经、鹤功三十六式，等等。

开始习武之时，首先要学习内功，练忱陀那积蓄内气。"忱陀那"是佛家的说法，其实就是丹田。下面就说说如何练习"丹田之气"？

(1) 准备动作

在红日东升之时，选择一个清洁、安静、空气清新而又开阔的地方，面向太阳而立，两脚与肩同宽，双臂自然下垂，两眼平视，全身放松，松而不懈。这个过程大约三分钟即可。

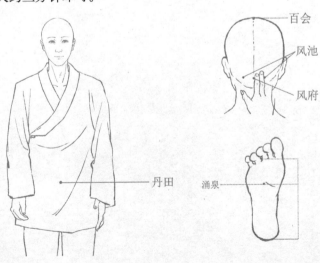

可以想象一下，自己的头顶着天，脚接着地，像大树的根一样扎在地上。然后想象大地之气通过涌泉穴升到了丹田；天阳之气通过百会穴下达丹田。

（2）采大自然之气

动作：两臂从左右分别上抬，掌心向下，抬至与肩平成一字形。转腕翻掌，变为掌心向前，并向胸前合拢如抱大球。双掌距胸前20厘米左右时翻掌变掌心向下，双掌同时下按，导气下至丹田。此为一次，反复做10次以上。

呼吸：从两臂上抬至两手抱球到胸为吸气过程，转掌下按时边下按边呼气。抬臂抱球吸气时，意想大自然之气从劳宫穴和毛孔进入体内，气聚膻中穴。呼气下按时导胸中之气下到丹田。

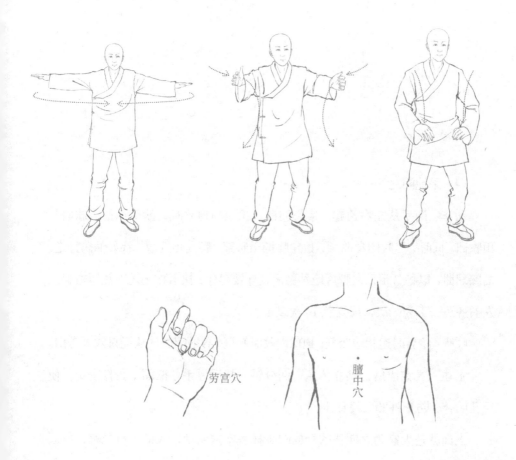

（3）采天阳之气

动作：两手从两胯向左右同时上抬，掌心向上，如抱大球一样，向头顶部抱拢。当双手指尖似接非接之时，掌心自然朝下。然后两手从头顶经面部、胸部下按至丹田。此为一次。反复做 10 次以上。

呼吸：两手边上抬边吸气，两掌下按时，边按边呼气。意想天阳之气，如白虎下山进入百会穴，随下按呼气将天阳之气导入丹田。

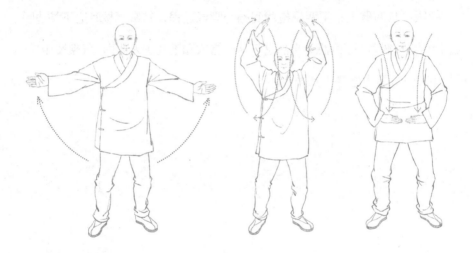

（4）采地阴之气

动作：两手从左右抬起，掌心向前。抬至与肩平时，两手如抱大球向丹田收回。同时，弓腰团身曲颈，抬左膝抵于胸部，脚高抬近放，状如仙鹤行走。右膝屈曲，以稳身形。左脚落地站稳后，直腰起身。接着按上述方法迈右腿。左右各迈一下为一次，反复做 10 次以上。

呼吸：抬臂时边抬边吸气。抱球内收时呼气。导地阴之气从涌泉穴入丹田。

上述三式完成后，站立休息一两分钟，然后搓手，擦面，拍打全身，使毛孔闭合，防止外邪入侵身体。

上面就是大家为之向往的神秘的少林基本内家功，人活一口气嘛，每天

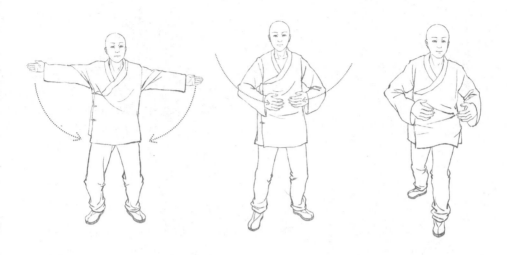

坚持做，可以让人元气充足，身强体健，益寿延年。这也是最基本的调气锻炼方法，非常适合于初学者。

常念"阿弥陀佛"，让你受用终生

"阿弥陀佛"这四个字，看起来不难写，念起来也容易，但是意义却极深。

先说这个"阿"字，由一个耳朵旁加上"口"和"丁"组成。其中的"口"就是要告诉我们：作为自然界最有灵性的高级动物——人，要修"口"。**口中所言皆由心生**，所以老人常说，说话办事要心口如一，要用心去做，不能耍嘴皮子，否则就叫"口是心非"。口的边上还有个"丁"，这叫勾头反思啊！就是叫我们每天都要反思自己的言行。左边的耳朵旁呢，是告诫我们做人要善于听取反面的意见，取人之长补己之短，正所谓"树不修不成材"，我们也

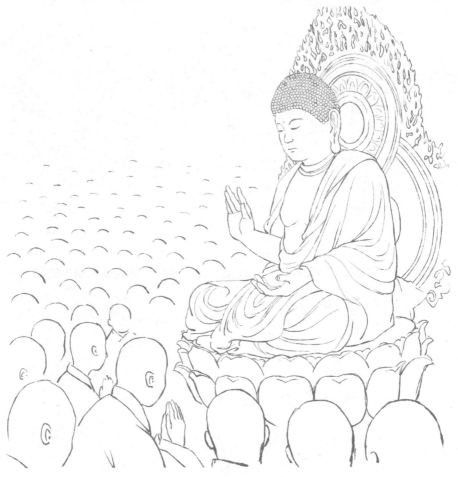

常念阿弥陀佛，让你受用终身

要时刻反省自己的不足。

　　"弥"字是由"弓"和"尔"组成的。"弓"是说人在弯着腰，恭敬地求教别人。这是让我们放下架子求教，这样才能学到真本事。如果一个人自高自大，那就臭不可交。所以自大加一点就念"臭"了。这个"尔"是指自己，加个单人旁就是"你"，意思是我们不但要恭敬别人，还要为人谦和、宽容、平等待人，要做到人心和善、家庭和乐、人际和顺。这一点本没有错，"尔"本身在古代就是你的意思。

"陀"是耳朵旁加上"它"，这不是指人，而是指动物、植物，我们对有情无情都要慈悲相待。寺里的几只小狗，我每次回来都要跟它们打招呼，后来只要我从外面回来，它们就主动迎上来接我。你要是不把它们当成生命，回来的时候不理它们，它们也不把你当成生命，也不会摇着尾巴来接你。草木也是如此，你给它浇水、松土，它就长成大树，开花结果，你看着不也舒服吗？所以，佛说"六道众生同体大悲"，就是这意思。万物有情，是一非二，我们善待万物，才能受到大自然的恩护，这是一个道理。

最后一个是"佛"字，左边是单人旁，这表示人，是人就应该顶天立地。但是，人旁边还有一个"弗"字，你看这个字拐了多少弯啊？这就是告诉我们，人生曲折，路不平，酸甜苦辣尽在其中，一个人只有经历了人生的酸甜苦辣、悲欢离合等种种磨难，且不被困难打倒，才能觉悟人生真谛，这样的人才是真正的觉者，才是真正的佛。

明白了阿、弥、陀、佛这四个字的含义，那你念"阿弥陀佛"的时候，又会得到什么好处呢？

阿弥陀佛又叫无量佛、无量光佛、无量寿佛。也就是说，阿弥陀佛代表了我们佛性中的一切美好和福慧，包括无量的智慧、无量的欢喜、无量的寿命、无量的清净、无量的光明、无量的美好，等等。

为什么呢？据说阿弥陀佛曾经发过四十八大愿，由于这些愿望非常伟大，所以阿弥陀佛又被称为"光中极尊，佛中之王"。

也就是说，如果我们经常用心念阿弥陀佛，我们的心就与我们本来的面目贴近在一起，当下具足一切自然、美好和成就。所以，阿弥陀佛被称为"世界上最美丽的语言"。

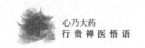

少林寺四季养生六字诀

释迦牟尼曾经问他的弟子："你们知道生命是什么意思吗？"

一个弟子说："生命就在数日间，从出生到死亡，便为结束。"佛祖摇头。

另一个弟子说："生命在饭食之间，无饭无食，生命便为结束。"佛祖依然摇头。

两弟子不解，便问释迦牟尼："那依您之见呢？"释迦牟尼笑了笑，对弟子说："生命就在一呼一吸之间。"

释迦牟尼的话是什么意思呢？人生无常，谁知道下一秒钟会发生什么事情呢？所以，要珍惜眼前，每一分每一秒，我们都不要虚度。也就是说，每一个呼吸之间，我们都要修行。对于健康人来讲，每一个呼吸之间，都要勤奋向上。对于不健康的人来讲，每一个呼吸之间，都要鼓起勇气，战胜疾病。

少林寺有一种四季养生六字诀，就是用呼吸来自我锻炼和疗疾的，流传千年，受益的弟子无数。下面我就给大家简要介绍一下。

（1）胸中闷气一"嘘"而光

用"嘘"字口型呼气，可以调养肝脏，治疗肝病。

做法很简单，双腿自然盘坐，两手轻握拳，置于两膝之上。先吸足气，然后用"嘘"字口型呼气。同时身体向后仰，并自从左向右旋转一周，同时"嘘"气呼尽也刚好转完一圈。接着再吸气，沿相反的方向旋转一周，即自右向左旋转。左右各转一圈为一次，每天早晚各做六次。

杨女士42岁，因胸闷、乳房胀痛找我求治，我将此法授之，两天后，胸闷消失，5天后，乳房不再胀痛。她又见到我的时候，说："我胸口这股闷气终于出来了。"此女之病虽然看似与肝无关，但是闷气、乳房胀痛皆因肝经不通所致，所以用此法效果极好。

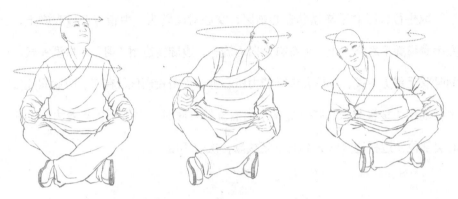

（2）笑"呵"呵让您有颗好心脏

现在在网上聊天，很多人会说"呵呵"，"呵"其实是一种微笑的状态，人在高兴的时候才会微笑。中医讲"心在志为喜"，所以用"呵"字口型呼气的时候是可以治心病的。

做法也很简单，两腿自然盘坐，两拇指点在极泉穴上，就是双手交叉放于胸前，左手中指点右极泉，右手中指点左极泉。先吸足气，然后用"呵"字口型呼气，并用左右手的中指微用力点按极泉穴。气呼尽，指力放松。此为一次，共做六次。呼气结束后，用两手的拇指交替搓小鱼际，搓到发热为止。

极泉穴很好找，在腋窝的顶点，你可以摸到一个动脉在有力地搏动，那就是极泉穴。

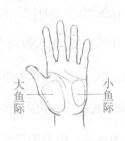

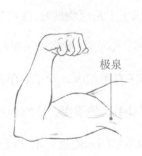

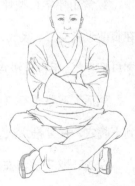

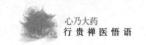

当然，如果有的人有心脏病，比如胸闷、气短、心慌、心绞痛等的时候，还可以用"呵"字诀来增强心脏功能。具体方法是：

取坐位，以右手掌横贴在心前区，掌心对准乳头，中指点在极泉穴上，左手掌横叠于右掌之上。上身自左向右旋转，边旋转边用"呵"字口型呼气，同时双手用力下按，右掌大鱼际着力压心脏二尖瓣投影区（在三、四肋间处），中指则用力按极泉穴。呼气完毕后向右旋转直腰时，右手小鱼际着力向上托心尖部位，边托边吸气。如此反复按摩，次数不限。

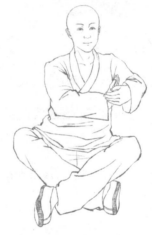

我在当医生的时候，住院的心血管病人特别多，很多人都听说我这边的疗效好。其实除了用药外，我比别的医生多的地方就是这种"呵"字养心法。

(3)"呼"口气让您有个好脾胃

经常用呼字口型呼气对人的脾胃非常好，做法是，两腿自然盘坐，双手在腹前十指交叉，吸气，双手上抬至胸前时，翻掌向前顶推出去，同时用"呼"字口型呼气。手推至极点时，气呼尽；翻掌落下时吸气。此为一次，每天做六次。

然后，双掌重叠（男子左手在内，女子右手在内），从上脘穴处用力下推到下脘穴。反复推六次。双手姿势不变，依然相互重叠，在胃部左拉右推。

左拉：双手放在左肋下章门穴附近，右手（男子为左手）四个手指着力从左肋下拉（男子动作为推）到右侧章门穴。

右推 用右掌根（男子用左手手指）着力，从右章门推（男子动作为拉）到左章门，直至肠鸣音出现为止。左右推拉时均用呼字口型呼气，在左右肋部转掌时吸气。

最后，双掌重叠放在中脘穴上按逆时针方向按摩 36 次，再按顺时针方向按摩 36 次，此为平补平泻。

上脘和下脘两个穴位都很好找，我们从腹部往上摸，会摸到两块骨头，这就是肋骨，顺着这两块骨头往上，会发现它们有一个交点。这两块骨头就像一个向下的"人"字，交点这个地方就叫剑突，从剑突的位置到肚脐是 8 寸，中间一半的位置，也就是 4 寸的地方就是中脘。从中脘向上 1 寸就是上脘，向下与肚脐的正中间，也就是肚脐向上 2 寸就是下脘（本书取穴皆以"同身寸"为准，即以被取穴者拇指指间关节的宽度为 1 寸，见一九四页）。

找章门穴有个有趣的方法，把一只手向上，手心贴在脸上，下边肘尖的位置就是章门穴的位置。

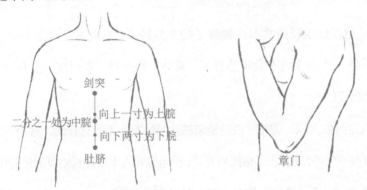

我年轻时，每天光在医院待的时间就有 16 个小时以上，而且随叫随到，吃饭也不规律。后来胃就出问题了，经常消化不良。后来我在做六字诀时，重点把"呼"字诀加强到每天 18 次，不到一个月，胃就好了。

（4）常念"呬"（念 si）字诀清肺热

双腿自然盘坐，两臂在胸前十字交叉，右手放在左肩上，中指点在左肩井穴上；左手放在右肩上，中指点在右肩井穴上。先吸足气，用"呬"字口型呼气。边呼气边向左扭腰转腹，转到极点，气也正好呼尽。呼气的时候用力按肩井穴，再用同样的方法向右转，此为一次。这个方法很多人做上几次以后，会感觉鼻尖和上唇发热。用这个方法清肺热效果特别好。

肩井穴很好找，从你的乳头正上方往上直到肩顶，你用手指一压，会发现一个小坑，这个小坑一按有点疼，就是肩井穴了。

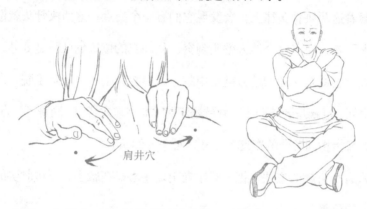

肩井穴

我有一个学生。每次要感冒的时候，总是鼻子发干，嗓子疼。我就把呬字诀教给了她，让她坚持练习。她练了约5分钟，身体已经微微出汗了。我说，晚上再练一次，你就不会再感冒了。果然，她这种"老习惯"没有出现，后来也没有感冒。

很多人这时候会问，调整呼吸就能清肺热吗？其实不是这样的，这个方法除了用呬字口型呼气外，还配上了按揉肩井穴，因为肩井穴本身就有祛风清热的作用。

（5）常念"吹"（状如吹烛）字诀，让你精力充沛

咱们的五脏里藏着五个"神仙"，也就是中医说的五神。心、肝、脾、肺、肾分别对应着神、魂、意、魄、志。其中，肾藏志。志是什么？就是志向、意志力啊。另外，肾藏精，生（脑）髓。可以说，肾与人的智力、意志力密切相关。

人到中年以后，肾脏功能开始衰退，人的记忆力也随之减退，这是很正

常的。另外，由于肾主志，随着肾脏功能衰退，人的意志力也在减退。有些人在书桌前坐一会儿就烦，表面上看是跟烦躁有关，实质上是意志力的问题。只要把肾养好了，意志力就坚强了，记忆力也会变好。

在六字诀里"吹"字诀就是养肾的无上妙法。具体做法很简单，坐在床上两腿平放伸直，吸足气，弯腰向前，伸双手抓脚，拇指在脚背上对准太冲穴，其余四指在足底，中指对准涌泉穴，用力按穴，双脚前蹬，足尖上翘加以配合。此时闭气到腰，感觉腰部在发热，肾脏即受到滋养。闭不住气时用"吹"字口型呼气。边呼气边直腰，然后再吸气弯腰，闭气搬足，呼气直腰。如此往复六次以上。

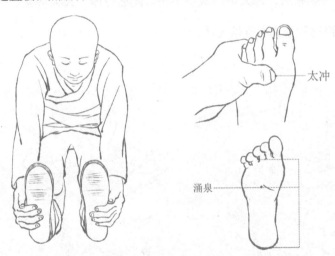

太冲

涌泉

当然，如果有的人弯腰搬足有困难，可以平躺在床上，手自然放在身体两侧，然后勾足尖，蹬脚跟，吸足气后闭气到腰。闭不住时用"吹"字口型呼气，注意呼气的时间不要太长，量力而行。如此反复六次以上。

如果你想跑得远，光想着练跑步是不行的，如果你学会开车，那速度就会加倍。人做事亦如此，把身体养好了，做事才能事半功倍。

（6）身体太弱，赶紧跟我笑"嘻嘻"

人的身体里有一个看不到的脏腑，叫三焦。上焦管着心、肺，中焦管着脾、胃、

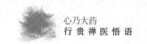

肝、胆等，下焦管着肾、大肠、小肠、膀胱等。所谓三焦，就是这些器官的水道，也就是高速公路，它们把全身的脏器给连接起来，从上到下通畅无阻。

现在，很多人处于亚健康状态，年纪轻轻的，这儿不舒服那儿不舒服，记忆力减退、身体游走性疼痛、头昏眼花，等等。要想摆脱亚健康，大家可以试试"嘻"字诀。做法很简单，取坐位，两手手心向上，指尖大体相对，置于小腹前，状如托物，随吸气缓缓上移至胸，与膻中穴（两乳连线中点，见六一页）相平。接着用嘻字口型呼气，同时翻掌至大腿附近。如此反复六次以上。

我自己得大肠癌后，每天坚持做嘻字诀，此后身体一天天恢复，一直到现在，我感觉跟这种锻炼有直接关系。

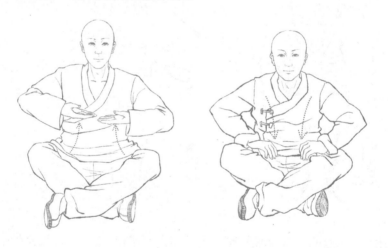

一片好树林，让锻炼效果加倍

中医里常常说到"气"，可是，气是什么呢？气就是信息、物质、能量的混合体，其实不仅是"人活一口气"，万物皆有气。有一个词叫"气场"，其实就是中医所说的"气"的一个方面。

树也有气场，它的气场就是它自己的属性。松树的属性是坚韧、挺拔。在松树林中进行锻炼，能使人强筋壮骨。如果您经常感觉腰酸腿疼，或者有关节炎之类的毛病，那不妨到松树林中进行锻炼，得松树之气，就能使锻炼的效果加倍。

松树本身还是一种药材，松针有活血祛风、疏通关节的作用，它对痛风、关节疼痛、跌打损伤等都有缓解作用。有痛风的朋友，可以摘一些松针熬水泡脚，对缓解痛风有很好的效果。如果患有肩关节周围炎、颈椎病，也可以煎煮松针，然后代茶饮。

柏树林也有其特别的功效。如果您肺不好，如经常咳嗽，或者有慢性支气管炎、支气管哮喘、气短等，可以到柏树林中进行锻炼。

很多人觉得压抑时，都喜欢到河边去走走，看看绿柳伴溪行，心情马上会愉悦起来，这里面其实有柳树的功劳，因为柳树本身就有清热镇痛的功效。

还有一个是杨树，大家想一下，杨树为什么叫"杨"？这里我给您说一下吧！其实，从繁体字来讲，"杨"字的右半边和太阳的"阳"是一样的，所以杨树本身有温补的效果。如果您感觉身体比较弱，经常生病，那就可以到杨树林中进行锻炼。

睡好子午觉，轻松活到老

这么多年来我一直有个习惯，就是不管一天中多么忙碌，都坚持在中午抽出 20 分钟的时间用来打坐，以闭目养神。虽然时间不长，但每次打坐完后

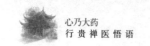

我都感觉精神抖擞。上午喋喋不休地讲一上午，中午只需休息20分钟，下午授课时便思路清晰，精神饱满。而反观一直坐着听教的年轻人，倒是神情疲惫，眼神恍惚，一个个像霜打的茄子。

学生们不解，问我身上是哪儿来的那股劲，我笑笑说自己无非是睡好了子午觉。古人早就有"三寒两倒七分饱"的养生理念，而这所谓的"两倒"就是，睡好"子觉"和"午觉"。

古人说的子时就是晚上23时至凌晨1时，此时阴气最盛，阳气衰弱；午时就是上午的11时至下午的13时，此时阳气最盛，阴气衰弱。《黄帝内经》上说"阳气尽则卧，阴气尽则寤"，**子时一阳生，可以养肾，午时一阴生，可以养心**。睡好子觉和午觉既有利于养阴和养阳，又利于心肾相交，让心火下来，让肾水上去。心和肾相交的能力越强，人的精神就越好。

大家都知道，一个人每天的平均睡眠时间需要8小时左右。但我给大家说一个奇人，他每天只睡4个小时，却比睡8个小时以上的人还要精神。这个人就是国学大师南怀瑾。南怀瑾先生平生钟爱子午觉，每天子时睡两个小时，午时睡两个小时。看似"睡眠不足"的他，反而比睡眠充足的人神康体泰，得享高寿。这个例子从侧面反映出睡好子午觉的重要性，其实在人们8个小时的睡眠中起主要作用的只有子时和午时这4个小时，其余时间作用不大。

这么多年了，我除了晚上按时入睡，每日都坚持午时打坐，什么也不想，就闭目打坐，同时舌抵上腭，吞咽口津，并观想口津下济于肾。如果太累，消耗的精神靠打坐补不回来，我也会睡个午觉，起来后就特别有精神。

另外，禅医中还有个睡觉法门，简单易行，功效卓著，大家可以试试。具体方法为：观想此身如无物，或如糖入于水，先溶化大脚趾，然后是其

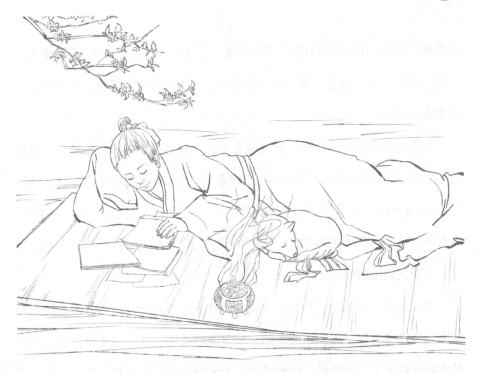

睡好子午觉，轻松活到老

他脚趾，接着是脚、小腿、大腿逐渐溶化，最后全身化为乌有，自然睡着。

现代的人们身心俱疲，可又忙得顾不上睡什么子午觉。精神不好，身体就不好，于是乎，一个个徘徊在亚健康的灰色地带，给生活和工作都带来不好的影响。

我劝大家一定要用好子时和午时这两个时辰，用子时养肾，用午时养心，只要**心肾交济**，**水火互根**，什么保健品也不用吃，就能轻松活到九十九。

保持阴阳平衡，才能身体健康

何为阴阳？阴阳就是古人总结出来的自然观，天为阳，地为阴，阴阳交

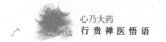

感互藏，阴中有阳，阳中有阴，天气下降，气流于地；地气上升，气腾于天。正是阴阳的平衡才造就了我们生活的世界。另外，日月、昼夜、寒暑都是阴阳平衡的表现。

如果地球的阴阳不平衡，就会造成天灾；如果身体的阴阳不平衡，我们就会生病。阴阳平衡的人生命力强、心理承受力强，具体而言就是能吃，能睡，气色好，心情愉快，精神饱满，应急能力强，适应力强，耐力强，抗病能力强。而有些人动不动身体就出毛病，频繁往医院跑，就是因为身体阴阳不平衡。

下面就说说阴阳二气。

先说阳气，何为阳气？行于外表的、向上的、亢盛的、增强的、轻清的是阳气。这些谁能给你？——太阳。所以说得通俗一点，要想得阳气，你得见太阳。白天了，你得出去活动活动，天天待在屋子里当然阳气少。阳气不足就会导致人体的某一个脏器功能偏衰、减退。表现出产热不足、手脚发凉、少气、乏力、疲倦、脉搏很弱等。

这时候就要采阳，晴天的时候，到向阳的地方，让阳气充分地营养身体。早上日出的时候，面向太阳做深呼吸，阳气可以从鼻孔、毛孔进入人体。中午 11 点到 1 点，可睡觉养阳，静卧或静坐 15～30 分钟，最好是能够半躺或者平躺下去。天冷的时候多晒晒太阳，这些都可以有效地补充人体的阳气，让人更健康。另外，还可以多吃些温阳的食物，比如韭菜、核桃仁等。另外，很多调料都有温阳的作用，比如姜、茴香等，所以，如果感觉身体里阳气不足，可以在做菜的时候多加些调料。

而当人久病伤阴，或者劳累过度后，也会导致阴气虚弱，从而造成阳气相对偏盛，也就是所谓的阴虚则火旺，这时人体可能会出现一些"上火"的症状。

此时，可以在夜晚时分，吃过晚饭，面对着月光，在户外散步，这个养阴效果非常好。也可以经常在山林、河畔、湖边等地方游玩。这样不仅能够养阴，还可以改善心情，特别适合阴气不足的人。滋阴的食物也很多，银耳、百合、梨，等等。

只要维护了阴阳的平衡，就能健康长寿，如果阴阳任何一方偏弱或偏强，你都不会有好的身体，切记切记。

该发泄时就发泄

人生不如意十之八九，如果你能拿得起放得下，保持良好的心态则最好。可当糟糕的事发生在自己身上时，大部分人还是不能欣然面对，愤怒、低落、失魂落魄都是常有的事，这个时候如果一直憋闷着，身体就会吃不消。

那该怎么办呢？——发泄。如果能够将自己负面的情绪发泄出去，未尝不是一个好的选择。为什么提倡大家有不好的情绪时要发泄呢？因为人的心理和生理总是相互联系、相互作用的，心理失调会影响人的生理健康。

例如，一个人如果长期处于高度紧张或抑郁状态下，由于体内激素分泌、肌肉紧张度等的变化，会导致免疫系统难以处于最佳工作状态，这时人的抵抗力就会下降，疾病也会乘虚而入。这也正是为什么那些情绪不好的人容易患感染性疾病，为什么心情长期处于紧张状态的人容易患癌症的主要原因。

但是要注意，我说的发泄不是让你出去找个地方喝得烂醉如泥，也不是找个人大干一架，这样只会让你伤上加伤。要想通过发泄减压，一定要选择正确的发泄方式。

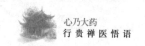

比如出去走走就很好，叫上几个人出去爬爬山，游游泳，面对着幽静的山谷大叫几声，把自己想说的话说出去，你就会感觉无比轻松，对生活的压力、糟糕的往事很快就会释然。又如找到你最亲近、最信任且最能理解你的人谈话，这也是很好的发泄方式。谈话时要尽情倾诉，也可以大声诉说，一番言语后，你会觉得世界瞬间清新了许多。

另外，我们还可以通过做运动的方式来缓解压力，比如说跑步、打球、捶击物品等，将消极情绪疏泄出来，正所谓"将物出气"。疏泄时，一定要想到这是在"出气"，所以要全力投入，捶击的物品可以是枕头、橡皮人等不会损坏的非贵重物品，但要注意别伤了自己。

总之，发泄的原理是让压抑着的情绪得到排解，恢复心理上的平衡，让心理保持健康。心理健康了，阴霾扫除了，心情自然舒畅。同时，好的心情也会让我们的身体得到福报，健健康康的比什么都好。

少林闭气功

闭气功在武侠小说里经常提到，其实没那么神，能一运功就心脉停跳什么的。它其实就是一种补泻的功法。做法也非常简单，就是吸后闭气或者呼后闭气。

吸后闭气：如果您感觉身体虚弱的话，可以试试吸后闭气，道理很简单，延长了吸气的过程，可以兴奋交感神经，提高身体的应激能力，人就像多补充了能量一样，当然就会感觉精神健旺、体力增强。咱们平时看少林寺一些练硬气功的僧人，练习闭气功是必不可少的。

呼后闭气：相当于延长了呼气的过程，可以兴奋副交感神经，使身体趋于抑制，利于清泻。

如果您整天感觉心里烦躁不安、焦虑等，那就可以试试呼后闭气。如果感觉身体没劲儿，没精神等，那就可以试试吸后闭气。

下面我就跟大家说说闭气功的锻炼方法，闭气功的姿势有很多种，大家学一种就可以了，最常见的就是盘坐式。

盘坐的方式也很多，大家用自然盘就可以了。做法是两腿交叉，脚心向后盘坐（女子左腿弯曲，左脚跟对准会阴穴，右脚贴着左小腿。男子右脚跟对准会阴穴，左脚贴着右小腿），两手叠放于腿上。吸气的时候都是腹式呼吸，做完以后，搓掌，擦面，全身拍打放松。

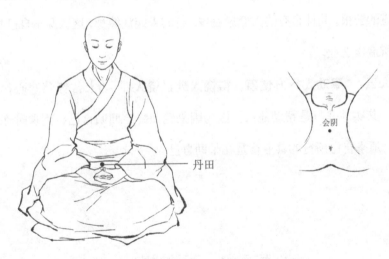

丹田

会阴

常怀慈悲心，多行慈悲事

前些日子看了一则新闻，说公交车上一位老大爷因为和一位年轻小伙争

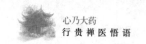
座位而大打出手，结果老人突发心脏病逝世，小伙子也面临着民事诉讼。因为让座一件小事，而使两个人遭遇了莫大的灾难，这真是非常不值得。假如这两个人都心怀慈悲，双方多一些理解互让，或许悲剧就不会发生。

佛说："万亿神通，百千三昧，若离慈悲，总归魔业。"可见，慈悲是佛道之根本，是智慧之妙用。菩萨修诸万行，拔众生痛苦，给众生快乐，皆是从慈悲心出发，以慈悲心为前提。很多时候，自己怀慈悲心，行慈悲事，帮助的不是别人而是自己。佛家讲因果，人们所遭受的疾病、痛苦、磨难都是自己业障生的果。

业障何来？——皆因背离慈悲。

在生活中，有些人看到别人得乐，心中便嫉妒万分；看到别人受苦，心中就幸灾乐祸。正所谓"起心动念，无不是业"。善业得三善道的果报，恶业得三恶道的苦报。为什么有的人健康百岁，有的人疾病缠身，这皆源于自己身、口、意所造作之业。

古人云："**奉劝人行方便事，得饶人处且饶人。**"为人常怀慈悲心，行慈悲事，其实并非只是帮助他人。因为因果轮回终会回归自己，到那时你就会发现，原来自己所行的善业皆是在帮助自己。

心存正念，百邪难犯

长期以来，人们都对意念力抱着一种神秘的态度。既相信它的存在，又不知这一神秘的力量来自何处。到底这种神秘的力量来自哪里呢？

答案只有一个，那就是人类自身。意念力是由人的能量场通过大脑所发出。人是阴阳两种物质的组合，而物质是有能量的，在思维过程中也伴随着一种能量的释放，这种能量就叫"意念力"。

其实，意念力对我们的身体是很有好处的，常做念力训练，也是一种养生之道。比如做很简单的呼吸运动，心无杂念，放松身体，深深地吸上一口气，然后想象着气血的循环，呼出气的时候，再想着它的回流。

事实上，这个过程一直在发生，只是当我们用意念力配合的时候，就会产生更好的效果，在不知不觉中强健了我们的身心。高血压、脑梗死等疾病确实很厉害，但只要能坚持用意念力来配合相应的运动，就会事半功倍。

我有一位朋友患高血压多年，有一次他来听我的课，在那节课中我讲到了念力能够降压，回来后，他找到我，问我是不是在忽悠大家，念力是不是真的有效。我对他的话很无奈，但还是告诉了他念力的效用，这是做过临床试验的，绝对行之有效。

后来，他的血压慢慢地降了，虽然还没到正常的范围之内，但低了很多。他找到我兴奋地说："看来念力还真是有效啊。"

不仅是这么一个呼吸运动有效，我们的很多运动都可以配合意念力来做，比如穴位按摩、功能恢复锻炼。一边按摩着穴位，一边想象着是通过哪个经络产生效果；锻炼的时候，就想着这个动作是在强健哪个部位或哪个脏器。心行合一，就会更有效。

意念力是一个很强大的能量场，而减少欲望，保持心态的平和，多做善事就能增强这一能量场。可以说，德行是人体能量场的源泉。修炼人炼什么？就是修炼人的心性和德行。人的意念越专一，这个力量就越大。这也就是人

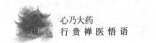

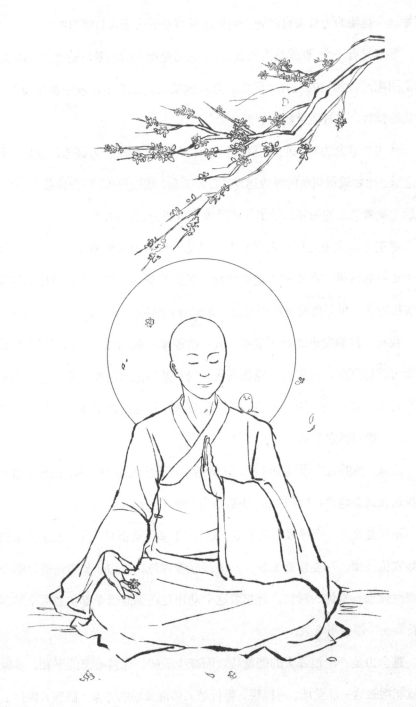

心存正念，百邪难犯

们常说"心诚则灵"的道理。

由于人每产生一念，无不取决于心，而心是产生欲望的器官，所以，人所具备的这一能量场可以说是由心来控制的，心的欲求越多，此能量场也就越分散，对外产生的作用力也就越小，同时用于保护自身的力也就越弱。反之，如果心的欲求越少，此能量场的凝聚力就越强，对外产生的能量也就越大，而用于保护自身的能量也就越大。

所以说，人在无私无欲、清净淡泊的情况下，能量场是最强的，抵御外来侵害的能量也最强，而这也是佛门禅宗所说的"禅"的境界，人在这个时候发出的意念往往有不可思议的效果。大家都想强健体魄，不妨试试这个方法。

吃苦也是修行

苦行僧们行脚乞食，露宿野外，身体遭受着百般磨难，可你问他们苦不苦，他们肯定会摇头说不。佛教讲"渡苦"，没有苦，何来渡？对于佛家人来说，苦也是一种修行，只有自身感受痛苦，才能体会众生的痛苦。

有一位居士天天念佛，却患了胰腺癌。亲戚朋友笑话他，说他天天吃斋念佛，怎么还得病了呢？佛祖怎么不保佑他呢？他笑笑说这是劫报，是佛祖在考验他，人只有受种种劫报，方能成就佛道。后来他做了手术，伤口很痛，他就念《地藏经》，且没有表现出一丝痛苦之色，也没有一丝抱怨，这很了不起。现在他都快八十岁的人了，每月还抽时间上山烧香，身体比年轻人还要强百倍。

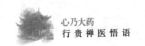

疾病会给人带来疼痛，这些疼痛还会削弱人的意志。很多人患了病，就觉得自己遇见了天大的坎，过不去了，甚至哭爹喊娘。我得癌症的时候，也曾认为这是过不去的劫，后来坚持苦修，也没事了。

所以，我常劝那些因病而祈福的香客，试着接受疾病所带来的痛苦，不经历风雨怎么见彩虹？我们只不过是一粒尘埃，雨雪雹霜、风雷雾电都是上天给我们的考验，我们应从中得到领悟，获取力量。

活好当下，你就是菩萨

我已经记不清啥时候会背《佛教戒律》的，反正自我记事起就会了，想想应该是自己很小的时候，少林寺的老师教我的。

《佛教戒律》里说："修行念佛多如牛毛，往生极乐少如牛角。戒律者，如同国之法律。民不守之，则社稷乱矣，而修行者，不守戒，则道不成，宗教崩废不堪矣。国法乃依行而论处，戒律者，乃心行皆论，较之严谨。今之佛子，持戒者少矣，皆行研经论求禅定智慧，废弛戒学于旁而不研守，每多犯戒而不知，此乃舍本逐末，不能悟道，反得地狱果报，悔之晚矣，实为愚昧之行。"

是啊，为什么学佛的人千千万万，但成佛的人屈指可数？对这句话我直到自己得了癌症以后，才有了更深的认识。我怎么才能成佛？你又怎么才能成为一个幸福健康的人？

答案只有一个：活好当下！每一天都要"畏因"，不去多吃那一口饭，不骂任何一个人，不恨任何一个人，把微笑当成你走遍世界的护照，自然每天都心情舒畅，五脏六腑运转正常，疾病怎会找到你？人怎能不长寿？

红尘纷扰，一笑置之

《楞严经》中有句话，叫"**摄心为戒，因戒而生定，由定而生慧**，名为三无漏学"。什么叫无漏？又是哪三无漏呢？漏就是烦恼、分别、执着，心中去掉此三者即为无漏。

你看现在这社会多浮躁啊！每天都有很多名利引诱着你，每天都有很多陷阱等着你。我有很多病人，本来血压、血糖控制得好好的，偶尔听说个游方郎中，赶紧跑过去求治，结果钱被骗了，病也没治好，人还落得个心病。

所以，你要能守住这个心，荣辱不动。什么叫荣辱不动？谁说我好，我也笑笑，念一句阿弥陀佛；谁骂我一声，我也笑笑，念一句阿弥陀佛。否则，人家说你好，你就高兴得不得了，说你不好，你就气得不得了，这就是在为别人而活。心乱则气散，当然会百病缠身，痛苦不堪。

那怎么样才能不心乱呢？当然是"摄心"了。现在的人贪欲太多，什么都想有，有十万还想要一百万，有一百万还想二百万；有楼房住，还想住别墅，天天心乱如麻，这怎么能行呢？佛经上说："持戒者，自可断妄念，无妄念自可生定，而可参禅思虑，久而可现般若智慧，研学经纶，自得无漏。"这就是在告诉我们——不要想那么多。生病了，你就去笑一笑，不要天天想着病情，

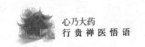

笑一笑，心里没病了，身体上的病也就好得快了。

助人者人自助

王先生有手脚冰凉的毛病，一到冬天，盖再厚的被子也暖不热被窝。他找到我求治，我告诉他两个方法：其一，每天晚上临睡前用温水泡脚 30 分钟；其二，每天晚上临睡前活动 30 分钟，让自己微微出汗。两者任选其一均可。

一周后，王先生回来说："师父，我现在睡觉晚上被窝热乎乎的，再也没有暖不热被窝的烦恼了。"我问他："你知道其中的原因了吗？"

他说："知道了，温水泡脚 30 分钟，感觉浑身都热乎乎的，钻到被窝里，先把被窝暖热了，被窝再暖着自己，所以夜里再不会出现被窝不热的问题了。活动 30 分钟也是这个道理。"

其实不仅是健康，人生亦如此，多帮助别人，先把别人暖热了，等你有困难的时候，别人自然就来帮助你了。

治病关键还得靠自己

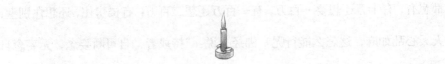

我常常问大家，得了病怎么办呢？"吃药呗！"这是大部分人立刻想到的对策。可是，药物真的有那么神奇吗？真的是"药到病除"吗？其实，药物确实有用，但只能起到一部分作用，关键还得靠自己。

我曾诊治过不少病人，有些患者，我一走进他的病房，他的精神立马就好多了，气也不喘了，浑身也有劲了。我在他们身边的时候，他们的状态都很不错，可当我离开的时候，前脚刚踏出门，他们就又觉得不舒服了。

这是为什么呢？我其实没做什么，只是因为当我在场与否时，他们的心态不同而已。我去了，他们心里有依靠了，认为有医术高超的人在身边候着，自己的病一定能治好，心里有着落了，抵抗力也就增强了，自然精神状态也就好了。可我一走，他们心里又开始犯嘀咕了，"这没了名医，自己到底行不行啊？"这样一想，心劲儿没了，病魔就会卷土重来，甚至更为强大。

在生活中，我们只要留心就会发现，因为思想压力过大、心情长期郁闷而罹患不治之症的大有人在。常言道：人生不如意事十有八九，一个人老想不开心的事情，就会经常郁闷、生气，这样会导致脏腑气机失调，生病是迟早的事。

有些人病得很重，听医生说自己寿命不长了，于是感到很痛苦，开始皈依佛门，做一个虔诚的佛教徒。他们虔诚地学佛，一心念佛求生净土。没想到时间一长，反而感到健康多了，到医院一检查，病情居然大为好转，有的居然痊愈了，这种情况很多。

可能有人会问："念佛真的能治病吗？有什么道理呀？"其实，这主要是因为通过念佛可以使我们心思纯净、心态积极，抵抗力自然增强。

再给大家说个国外的故事：

一位年逾六旬的美国老人六年前被诊断为胃癌晚期，据大夫说他最长还能活半年。于是，他给自己做了个别致的骨灰盒，然后带着骨灰盒在老伴的陪伴下去旅行。他嘱咐老伴，要是他死在旅途中，就把他就地火化，把骨灰

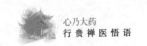
盒带回家就行了。三个多月过去了，他们几乎游遍了全国各大知名景区，老人心情愉快，精神放松，食欲大增。六个月过去了，老人的身体反而更强壮了，死神离他也越来越远了。

这说明，保持乐观的心态对疾病的康复是至关重要的，如果懂得调节心态，再用一点医药做辅助，则治病事半功倍。

往事不可追，错过方觉迟

常有人向我抱怨说自己不快乐，生活没意思。这些人中不乏一些不愁吃、不愁穿，生活体面的"成功人士"，也有一些是年轻人，有的甚至产生过轻生的念头。

记得有一次，有位三十多岁的80后找到我，说自己压力太大了，整天都不开心。我问他家里是农村的还是城市的，他说以前是农村的，毕业后就留在城市里了。我又问他现在有钱还是小时候有钱，他说小时候在农村家里穷得叮当响。我接着追问："你觉得你的童年快乐吗？"他想了想说："小时候虽然家里特别穷，但是现在回想起来，那时候也有很多好玩的东西，比如到河里摸鱼，爬树捉知了等。"

我说："对呀！其实人什么时候最快乐？就是今天，就是现在。但是很多人总是年轻的时候觉得自己童年很快乐，中年的时候觉得青年很快乐，老年一身病的时候又觉得中年很快乐。**不知道把握当下，只会不断地错过。**所以，千万不要等到明天才去回味今天的快乐！"

此人听完连连感叹："师父，您说得太有道理了。"

有句俗话叫，"穷人有穷人的苦恼，富人有富人的苦恼"。而我却经常跟人说："**穷人有穷人的快乐，富人有富人的快乐**"。快乐是不分阶层和国界的，每个人原本就有快乐，只是我们缺乏发现的眼睛。

佛经里有个故事：

从前有一个有钱人，每天郁郁寡欢，不知道什么才是快乐，于是他背了一袋子金币准备外出寻找快乐，并说如果谁能告诉他找到快乐的方法，他就把金币送给谁，但所有人的答案都无法让他得到快乐。

后来，有人告诉他山上的寺院里有一位高僧，不妨去请教一番。有钱人来到山上，把他的苦恼向高僧诉说一番，可高僧一直打坐，并没有理会他，结果他一个人说来说去竟然累得睡着了。等他醒来的时候发现僧人和自己的金币都没了，有钱人难过得哭了起来，心想快乐没找到，还把一袋金币弄丢了。他很不甘心，开始四处寻找僧人，最后实在是累得不行了，又回到了寺院里，发现高僧和金币依旧在原地，有钱人瞬间喜悦得手舞足蹈。

此时，高僧才睁开眼说："您原本就很快乐，为什么还要苦苦寻找呢？"

人们之所以体会不到快乐，是不懂得珍惜自己所拥有的东西。我们的妻子、朋友、子女，这些固有的东西不就是我们快乐的源泉吗？但我们却视而不见，无病呻吟，认为生活索然无味，抛弃自己拥有的快乐。佛陀常说：失去了就不会再来。所以，只有懂得珍惜自己当下的拥有，才会读懂人生，才会明白人性的真正需求、生命的真实意义，才能使生活充满欢乐、充满阳光。

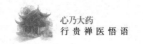

闲来数数花瓣，闷气自然消散

很多人觉得现在医院人满为患，其实20世纪60年代我刚到医院上班的时候也是这样，那时候人们虽然生病相对少一些，但是医院和医生也少，所以情况跟现在差不多，医生一上班就忙得脚不沾地。

有一天，我也忙得焦头烂额的，正感觉到头晕眼花、烦躁无比。于是，我就拿了一杯水，站在窗前看窗外的绿树，想调节一下。

在阳台上我摆放着一盆月季花，整盆的花全开了，有十几朵，开得又大又鲜。当时我就去仔细欣赏这盆花，可能是童心未泯吧，我开始数起了花瓣和花层。让人意想不到的是，我居然入迷了，一直到别人叫了好几声，我才回过神来。但是当回过神来以后，我惊讶地发现自己已经不焦躁了。

我觉得这个方法很好，所以在此后的日子里，每当工作繁忙的时候，我就忙里抽闲去数花瓣。天长日久，到后来，我已经不用看花，只要闭上眼睛，脑海里马上就会浮现出一朵朵月季花，自己好像置身在月季花的海洋里，顿时心旷神怡。

此后，我就很少急躁过。数花瓣这个方法，我在医院上班的时候，经常用到。后来咱们国家改革开放了，生活条件好了，家家都买了电视。有一次我在看电视剧时看到一个场景，一位妈妈带着自己几岁的孩子数星星，孩子嘴里说着："1、2、3、4……，哎呀哎呀，又数混了，再来再来"。我突然感悟到，这其实跟我数花瓣不是一个道理吗？

——当一个人心底的童心被唤起的时候，他当然就会开心，自然平心静气。

明月松间照，烦恼顺水流

我在医院上班的时候，每天工作的时间平均都在十六个小时以上，而且还要经常抢救病人，但是我从没有感觉到疲劳过。这其实跟我独特的缓解疲劳方法有很大的关系。

我小时候入少林寺，^上德^下禅老师教我四句诗，其实是唐朝诗人王维《山居秋暝》的前四句：

空山新雨后，天气晚来秋。

明月松间照，清泉石上流。

^上德^下禅老师说，当练功、读经书或者干体力活感到累的时候，就可以找个安静的地方坐下来，然后慢慢地背诗忆景，想象自己置身于刚下过雨的山林里：一阵新雨过后，青山翠谷越发显得静幽，夜幕降临，凉风习习，更令人感到秋意浓厚；皎皎明月从松隙间洒下清光，清清泉水在山石间淙淙流淌。

当然，您也可以像一个古代的书生一般，拿上一本书，然后闭上眼睛，摇头晃脑地把诗背出来。当然，背诗主要是忆景，要充分发挥自己的想象力，时间一久，只要一想到这首诗，您就会马上感觉自己置身于刚下过雨的山林里，呼吸着清新的空气，烦恼和疲劳一扫而光。

我有个同事，他当上医生以后是单位和家庭双双"起火"，他说："在单位，我每天都要面对很多张陌生的面孔，天天还要查房，晚上还要准备论文晋职称什么的，都快忙死了。在家里，爱人说我整天不着家，跟个大爷似的，天天回家吃完饭就写论文，还经常值夜班，我已经被折腾得身心疲惫。"

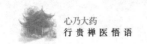

　　我当时就把这个小窍门告诉了他，没想到这人悟性极高，一下子就学会了。他后来又把这个方法教给了很多病人和医生。再次见到我的时候，他说："我哪怕再烦的时候，只要一闭上眼睛想象这四句诗，马上就会感到浑身清爽，烦恼什么的也一扫而光。"

自我暗示治癌症

　　我是在 1996 年被查出已到大肠癌晚期而住院的，到现在已经 20 年了，我不但没死，反而身体越来越好。虽然现在年龄大了，人在慢慢变老，但是我的精气神仍然不亚于年轻人。作为一名国内外知名的医生，国内很多顶尖医生都是我的朋友。记得在我刚生病住院的时候，很多在医疗界有名的医生来看我，一则是看望我，二则是给我看病。我也是过后才知道，很多朋友看了我的检查结果后，都认为我熬不过这个坎儿。

　　所以，后来有很多人问我："你是怎么挺过来的？"

　　我说："我有千军万马你信吗？"

　　他们听了都很不解。其实，我的千军万马就是自我暗示。每天，我练完八段锦、逍遥步过后，就开始坐在床上（刚开始是躺在床上）闭上眼睛，吸气，闭气，然后开始自我暗示：自己全身的白细胞、吞噬细胞、全身各大免疫系统都整装待发，只等大脑这个总司令的命令。然后我的大脑一声令下："开始！"它们就开始向病灶部的癌细胞进发，有的用刀，有的用枪，将这些

癌细胞一个个杀死，然后再想象自己呼一口气，将癌
细胞的尸体由涌泉穴排到地下。就这样，一次次地进攻，
一层层地灭杀。

涌泉

虽然从表面上看，我没有进行运动，但是每做一次，
我都会感觉全身热气沸腾，甚至会出一身细汗。同时，
我的精神、病情也在一天天好转。

其实，癌症最害怕的就是人体的免疫系统，我上面这个方法，虽然只是
一种暗示疗法，但是它调动了身体的阳气，让免疫系统充分发挥作用，所以
效果不可小视。我见过很多患上癌症后康复的人，都跟成功地调动了身体的
阳气有关。

如果您或您的亲人不幸得了癌症，您一定要让他看看这篇文章，您可以
用上面的自我暗示疗法，当然也可以找一种自己喜欢的事，当你全身的免疫
系统都被调动起来的时候，你的生命力就会变得异常顽强，小小的癌细胞又
能算得了什么呢？

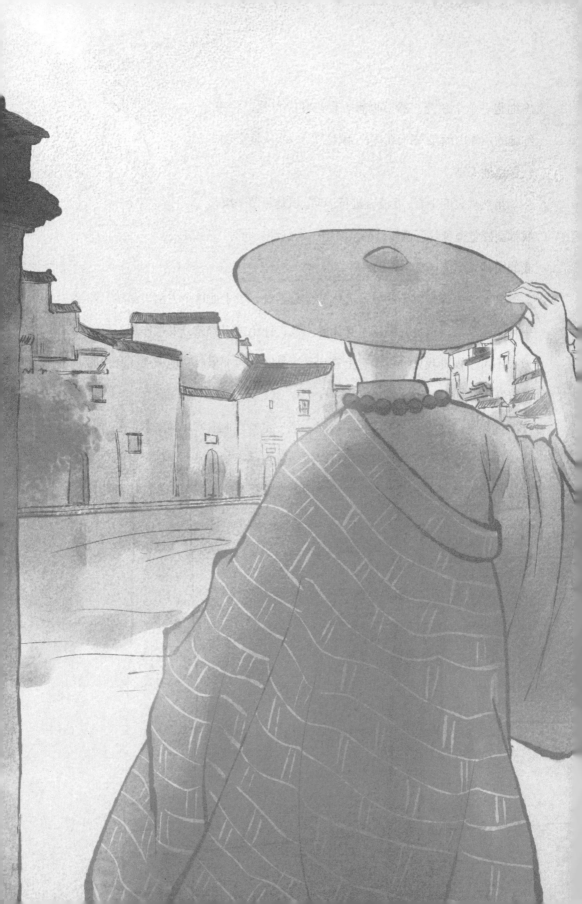

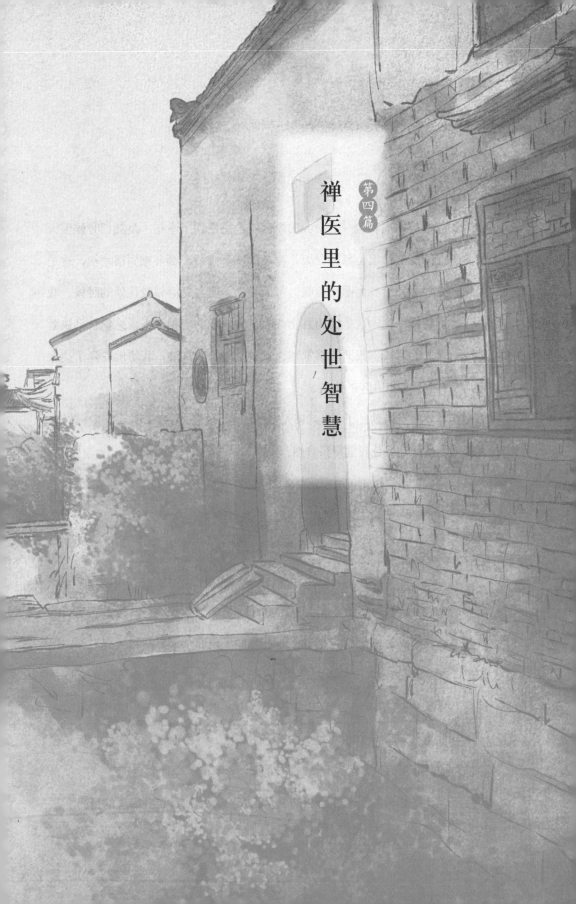

第四篇

禅医里的处世智慧

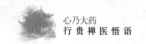

幸福会帮助你战胜疾病

我能够抗癌成功，一个最大的原因就是感受到了幸福。虽然那时候整天饱受癌症的折磨，但是每天白天，我在太阳下修行，都会感到很幸福，这是因为日光菩萨在给我光明和温暖。每天晚上，当月光洒到我住处的时候，我也会感觉到很幸福，这是因为月光菩萨在安抚我的心神。当我感觉自己快要坚持不下去的时候，我又能感觉到达摩祖师来给我加油，我仿佛看到了达摩祖师在石洞里面壁九年的情景。

当身体稍有点劲儿了，我就每天自己种地，做饭。后来，我还写了一首诗，可能不是很好，但是我觉得很自然：

> 寅时洗漱做斋餐，菜豆青椒果品鲜。
>
> 羽扇扇风滋火势，烟熏火燎菜烹煎。
>
> 房前农活休闲干，殿角铃声悦耳边。
>
> 道场同遵六和敬，月余光景瞬息间。

后来，我做什么事都感觉到幸福，无论是锻炼、打坐、做饭，癌症真的就好了。我还见过一个癌症患者，他也自愈了。那个人原本每天有工作，但是患了癌症以后，没法工作了。可是他闲不住，觉得天天待在家里不舒服，就自己想了个办法——扫地。他每天都把小区里的地扫一遍。刚开始家人不同意，可是又一想，他也没多少日子的活头了，就由他吧。没想到，老头越扫越精神，后来人也好了，到现在也活了十多年。

所以，**如果微笑是通往世界的名片，那么幸福就是战胜病魔的灵丹**。虽然现在大家都匆匆忙忙的，但当你有一点空闲的时候，不妨想一想那些让你幸福的事。我相信，多想一些这样的事，诸如失眠、焦虑、抑郁等亚健康问题就会自愈，甚至一些更严重的疾病也可能消失。

够吃就好，够用就行

我是从苦日子过来的，在我13岁的时候，少林寺遭到破坏，僧人被遣散还俗。我当时没有能力自己生活，就独身到郑州寻找父母。由于当僧人时经常要外出托钵乞食，所以我也没觉得有多苦。

当时我身上没有一分钱，真如那句成语所说：身无分文。但是一想到马上就要见到远方的父母了，自己也是非常开心。那时候可不像现在，交通这么发达，从少林寺到郑州，翻山越岭，要走好几百里路。而且又没有地图，有时候还会走很多冤枉路。刚开始的时候，我还又蹦又跳地，欢欢喜喜往前走，但是很快就累了。饿的时候，我就跟村里的乡亲们要个馍，要口汤，渴的时候就捧着河水喝几口。晚上都是在柴堆旁、粪堆旁或者土坑里过夜。

到现在，我仍然对这种苦行僧的经历记忆犹新，所以仍然保持着节俭的生活，平时吃完饭，都要把碗里倒点热水再涮一下，生怕碗里有个米粒菜渣。

2005年的时候，我去香港，我的徒子徒孙们知道我抗癌成功，但受了不少罪，于是安排我吃饭。吃饭的地方非常豪华，当时是早晨七点，我跟他们说，

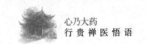
吃顿早饭何必到这种高档的地方来呢？但是他们执意要我去，大家都是一番热情，我也不好拒绝。

没想到，早饭摆得跟满汉全席似的，一桌子菜都已经摆了三层了，还在往上上菜。我跟他们说，别上了，够吃了。但这些孩子不听我的，还接着上菜。一直到桌子上实在放不下了，才停下来。

当时我是又喜又气，这帮孩子们是有孝心，但是也不能这样浪费呀。于是，我就慢慢坐着吃，边吃边跟他们聊天，从七点吃到九点，他们有点急了，但是我也不说离席，他们也不敢开口。

我也不急，反正我坐禅坐几天都没事，何况是坐着吃饭呢？

就这样，我从早晨七点一下子坐到晚上八点多。一桌十几个人，终于把桌子上的饭吃完了，我才跟他们说，回去吧！

从这件事以后，我身边再也没有人浪费粮食了。有一次，几个富豪来寺院里，我们一起吃饭。桌子上的菜还剩下约三分之一，我的小徒提醒大家："一定要把饭吃完，师父不喜欢浪费的。"刚开始他们没在意，后来发现我一直不起身，才明白了，同样硬是把盘子里的菜都吃光了才离席。

其中有一个富豪后来送来了二十万块钱，他跟我说："师父，跟您吃那顿饭，说实在话，时间真是漫长，但是在吃饭过程中我想到了很多事，想到了自己当初拼命挣钱的初衷是为了家庭幸福，后来太有钱了反而不幸福了，整天就胡吃海喝乱花钱，看见啥好买啥，啥贵买啥。吃完那顿饭后，我看见桌子上每个盘子都是光光的，我才想明白，挣的钱，应该花在该花的地方。自己其实花不了多少，饭，够吃就行，钱，够用就行。"

后来，这个富豪成了寺院的常客，他的父母、妻子后来也来了，见到我就问："师父，您跟他说了什么，他现在跟变了个人似的，以前是一年到头见不着几次面，现在却非常顾家，只要没什么特别的事要出去办，就在家里陪我们，现在我们感觉家里非常温暖。"

当然，他给的钱我一分没动。无论是有钱人捐得多的，还是没钱人捐得少的，我都没动过。我已经捐助了 32 所希望小学，并且都投入了使用。一个人就一张嘴，能吃多少？家再大，你睡的地方就一丈见方。何必执着那么多，追求那么多呢？

苦是你的缘

很多人见到我的时候，会说："师父，我心里难受！"有一次有位女士见到我又是这样，

我就问她："你的心在哪儿？"她指了指自己的胸口。我摇了摇头，说："那只是个器官，大家都认为胸前能够搏动的肉团是心，其实，能够使这个肉团心搏动的，那才是你的心。你之所以痛苦，是因为被假象所迷惑了。我们的脚趾头或者手指头被划破了，你会感觉很疼，很难受。在哪儿难受？——心里。可是手脚被划破，心里难受什么呢？因为我们的四肢百骸、五脏六腑是一个整体。当你的手受伤后，心里马上会冒出很多念头。这种接二连三的念头不断产生，就成了痛苦。"

其实，"受苦是在了苦，享福是在消福。"当你受苦的时候，你正处于消除痛苦的过程中。这时候你要明白："哦，我是在找寻自己的真心。"

如果你没有找到，你就会一直处在痛苦当中。如果你明悟了，痛苦很快

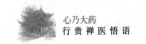
就会消失。生病更是如此，疾病本身造成的痛苦并不严重，只是加上了你的想法才加剧的。比如，有些人生病的时候，会抱怨自己出身不好，有些人会抱怨自己命运多舛，有些人会抱怨自己挣钱太少，等等。正是这些乱七八糟的想法，加重了你的痛苦。

那位女士又说："师父，我看那身边的谁谁谁，人家过得怎么就那么好？我怎么就过不了那日子？"

我听了这话，指了一下我前面的桌子，问她："这个实木桌子好不好？"

她点了点头，说："非常好"。

我摇了摇头："你觉得好，可我觉得它的命运太不好了。"

我接着告诉她："你说这桌子好，可当它还是小树苗的时候，就有人拿着斧子去砍它的树杈，每年都要砍，这样它才能长直，长高，长粗；成材后，它还得受斧锯之苦，才能成为家具，为人们所用；成为家具后，它整天还得承受各种重物压迫，你说它幸福吗？可它要是不经受这些苦楚，又怎能成为有用之物？"

大家看到了，树木尚且如此，何况是人？所以，不要因为受苦而觉得心里难受，因为"苦是你的缘"，没有这些缘，就没有你。人来到世上是要干嘛的？是要品尝人间百般滋味的。人到世间走上一遭多难啊！不尝尝酸、苦、甘、辛、咸这人生五味，不觉得遗憾吗？

明白了你的真心，明白了苦是你的缘，你就了解了生命，再往下活，那就分分秒秒都是快乐。可能有人会问，"烦恼都到哪儿去了？"因为烦恼都被你识破了，自然而然就消失了。

慢慢慢慢地修炼，学会善待所有人

80 年代的时候，不知道谁发明了一个词，叫"郁闷"，后来类似的词出现了很多，一直到现在，演变成一些很时髦的网络语，如"压力山大""杯具（悲剧）"，等等。

看来烦恼的人真多啊！为什么会有那么多烦恼？因为大家没有认识到生命的真谛，才会把自己折磨得死去活来。很多大老板、企业家都来找我倾诉，因为每天找我的人很多，有的人在等的时候，就在我边上骂骂咧咧，或者把陪同自己来的司机、秘书、下属骂得狗血喷头。而这就是典型的"我执"！认为我怎么样都对，别人都是错误的，自己比别人都强，比别人都好，把自己放在一个太高的位置，觉得单位里没自己就不行。这样岂不是自寻烦恼？

还有很重要的一点，这种人往往看问题的高度不够，自以为与众不同。大家要明白一个道理：地球上所有的人和你都是同呼吸共命运的，哪怕你有天大的本事，也不可能把空气隔开。没有那些下属，哪儿有你这老总？那些下属是帮你成就事业的，你怎么能不尊重他？

所以，不要去执着，去分别，去把自己和别人放在对立面，而要视身边的所有人都如亲人。别人就是你的镜子，你对他们好，他们自然对你好，你自然就幸福。就像《心经》里说的，"观自在菩萨行深般若波罗蜜多时……"。什么叫"行深"？那就是要慢慢慢慢慢慢地磨炼自己，要对谁都好，这样才能明心见性。

我的徒弟很多，有的见到我，说："师父你怎么把我忘了呢？"我说："你

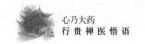

来了，我很开心；你走了，我无挂无碍，亦很开心。"

——有分别心时，来了是得，去了是失；无分别心时，得失亦无。

念一句阿弥陀佛，消一个妄念

阿弥陀佛是谁啊？就是我们的自性、生命的本原。

但是，很多人不知道为什么要念"阿弥陀佛"，甚至反其道而行之。我经常见到有些人去上香的时候说："阿弥陀佛，保佑我今年发大财"，或者"保佑孩子上大学……"之类的话。其实，真正每念一句阿弥陀佛，是要你消除一个妄念，消除一个分别和执着。

佛常说极乐世界、净土。极乐世界是哪儿？净土又是哪儿？就是心无牵挂，每天的生活要随缘，这就是结善缘。来就来了，走就走了，别天天牵肠挂肚。老公、儿子、女儿、孙子、孙女，各有各的福报，天天牵肠挂肚，心不清净，喊破喉咙也枉然！

还有的人，这也想要，那也想要。咱们老祖宗留下个成语叫"心猿意马"，就是说有些人心像山林里的猴子一样在林中攀上蹿下，意识像头野马一样狂奔乱走，拴不住也定不住。而中医有五脏藏"五神"之说，五神为"神、魄、魂、意、志"，分别与五脏有内在联系，各有所主，分别是心主神，肺主魄，肝主魂，脾主意，肾主志。试想，你天天心猿意马，你的心脏能健康吗？你的脾脏能健康吗？时间久了，你能不生病吗？

所以，你念一句阿弥陀佛，就要消一个妄念，慢慢慢慢地降服自己的

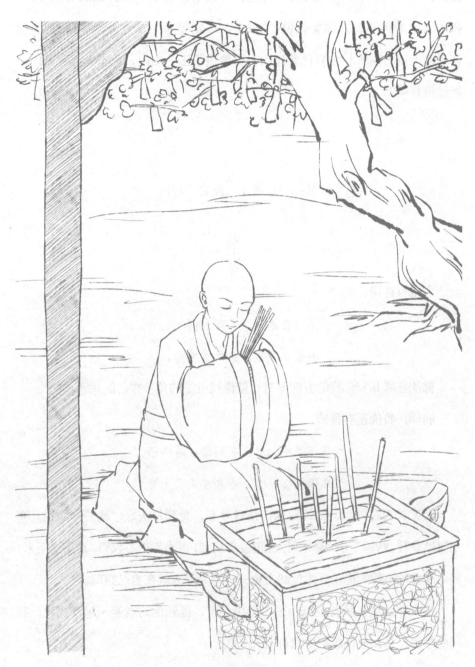

念一句阿弥陀佛，消一个妄念

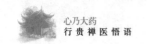

心。孩子要考试，你要是说："考吧，考成啥样都是爸爸妈妈的好孩子。"孩子肯定考得不差。你要是说："孩子，一定要考上重点大学啊！"那会给孩子多大压力啊？！你自己背座山，再给孩子压一座山，全家人都背着山，能过得好吗？

收心转意，活在当下

六祖有首诗：

> 佛法在世间，不离世间觉。
>
> 离世觅菩提，恰如求兔角。

佛法在哪儿？你找的方向不对，就像找兔子的角一样，能找到吗？

同样，我佛还有首诗：

> 终日寻春不见春，芒鞋踏破岭头云。
>
> 归来偶把梅花嗅，春在枝头已十分。

大家天天在外面，忙忙碌碌，终日寻春，光想外头好，就去外面找。哪怕穿破草鞋，踏遍千山，遍寻高人，也没有找到。可当你把心收回，真正坐下来，闻一闻香气沁脾的梅花，才恍然大悟——原来春天就在自己眼前。

做人亦如是。我曾经点拨过一个中年人，他和他的老爹一起来找我，我问他想要什么，他说想把生意再做大一些。

我问："你十年前一年挣多少钱？"他说也就三四万块钱。我问他够花吗？他摇了摇头，说不够。

我又问："你现在一年挣多少钱?"他说:"百十万吧。"我问他够花吗?他想了想,说不够。

我转头问他的父亲,"你儿子现在一年百十万,钱够不够花?"他父亲说够了。

这个人看着我说:"不得给自己留点啊?孩子将来要出国,不得留点?怎么能够花呢?"

我说,你现在过的生活,就是你将来羡慕的生活,你信不信?你现在感觉自己缺钱,将来还会感觉自己缺钱。你觉得缺钱,不是因为钱不够,而是因为你的心里还想要。你现在天天在外面挣钱,天天不回家,孩子也不管,他将来学习能好?你要是在家的时间多一点,陪孩子的时间多一点,他的学习自然就上去了,将来上学还用你操心?

这个人听了豁然开朗。

我为什么能开导他?因为我自己想明白了。我原来为什么会得癌症?因为出去跑得太多了,精神消耗太大了。啥都想要,结果是狗熊掰玉米,到头来啥也落不着。后来,我天天打坐,心清净了,精气神就足了,病自然就好了。打坐久了,就起来锻炼。打坐是收心养气,锻炼是行气活血,**一静一动,气血流畅,病怎么能不好呢?**

最大的利己是利他

从前,寺院里有个从小就入寺的和尚,几十年过去了都没有成佛,随着

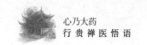
年龄的增大，他非常着急。他觉得这肯定是因为自己佛经读得太少，道行不够的缘故。于是就放下自己手中的工作，潜心念经诵佛。有时候，别的僧人需要帮助，他也推脱没有时间。可是，虽然他夜以继日，但怎么都无法开悟。

直到有一天，他因不得已的事情外出，在路上遇到一条狗，这条狗身上长了一个大疮，躺在路边一动不动，都快要死了。

和尚看到这条狗太可怜了，就趴在狗身上吸那个毒疮。把毒给吸出来以后，他非常开心，因为他做了一件善事。在享受这个过程的时候，他开悟了：帮助别人，自己快乐，何必非得执着成佛呢？

回寺以后，他开始主动去帮助别人，闲的时候就念经，天天过得非常开心，对佛经里以前他无法理解的部分也豁然开朗。他凭此解脱了很多人的痛苦，终于成了远近闻名的大智慧者，别人都尊称他为"佛"。

他通过自己的经历明白了，帮助别人就是成就自己，最大的利己其实就是利他。

烦恼如同"先有鸡还是先有蛋"

有个居士曾问我："师父，我儿子大学毕业，也不知道能不能找着工作？"

我当时就反问："你说是先有鸡还是先有蛋？"

他就站在我面前想，想了约有几分钟，说自己回答不上来。

我笑了，说："是蛋生了鸡，还是鸡生了蛋？能生和所生，难道不是一样的吗？佛说，一念不觉无明生，无明生三细，三细生六粗。如果无第一念分别心，即所谓的美丑、贵贱、得失等，就不会因分别而生爱，因爱而执取。既无执取又何来杀、盗、淫等恶业?"

见他若有所悟,我接着说:"你既不是科学家,也不是哲学家。无论是先有鸡还是先有蛋,都不是你能解决的问题,何必为此而苦恼呢?

"孩子能不能找着工作,你担心。孩子找到工作了,你又担心工作好不好?工作好了,又担心将来能不能找个好媳妇。这跟先有鸡还是先有蛋一样,往前想无根无萍,往后想无穷无尽,何必执于此念呢?

"所以,烦恼如同'先有鸡还是先有蛋'一样,不想即无。"

这位居士听闻,豁然大悟,从此再也没有因此而烦恼。

过分独立就是孤立

每个月的初一及十五,我都会坐在寺里,开导众生。其中,有很多人会说:"师父,我这几年混得特别失败,身边的朋友都有房有车了,我还啥都没有,平常也不敢跟爸妈联系,害怕他们担心。"

现在,这样的年轻人非常多,有的几个月甚至几年都不回家一趟。这就造成很多家长感觉很孤独。

其实,咱们有上进心是好的,但是,如果过分独立那就不好了。

人,何之为人?咱们看"人"字,一撇一捺,两个相互支撑为人。人是万物最尊、最贵,贵在何处?我们有灵巧的手能够制造,我们有聪慧的大脑能够思考。鸡鸭狗猫为什么不能称为"人",因为它们不具备上述两条,而做人就应当相互支撑。

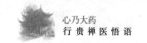

再说说"我"。

我，何之为我？大家看"我"字，中间划分开，一个禾苗的禾，一个戈壁滩的戈，禾苗放在戈壁滩上能生存吗？这也是在告诉我们，人若想在这个地球上生存，人与人之间就应该相互支撑，相互鼓励。

所以，咱们平时独立本没有错，但是永远不要忘记，**相互支撑才为人，相互依靠才是我**。当儿女的，平时多给父母打打电话，多回家看看父母，别觉得没用，它的作用是巨大的，力量是无形的，它会让你焦虑的心平静下来，让你紧绷的精神放松下来。最最重要的是，它会让你有一种安全感、归属感，让你能感受到生命的力量。对你的人生、工作也有无形的帮助。

把每天都当成最后一天来过

有次我去外地讲佛学课，课后一个年轻小伙子找我请教："师父，我感觉非常空虚，整天都不知道该干什么？"

这样的问题我碰到得太多了，我问他："如果今天是你在世上的最后一天你会做什么？"

小伙子不假思索地说："那要干的事当然太多了。去旅游，看看大海，回家看看爸妈，去交个女朋友……"

我看了他一眼，没接他的话。这个小伙子马上就明白了，他说："师父，您真厉害。"

不是我厉害，而是很多人缺乏目标。有些人觉得做人很难，其实，只要你把自己想做的事列出来，去做就成了。

普贤菩萨偈曰：

是日已过，命亦随减。

如少水鱼，斯有何乐？

读罢此偈，或许你的心中会不寒而栗，人的生命就像是逐渐干涸的水流中的鱼一样，在呼吸之间渐渐流逝，众生还有什么快乐可言呢？

所以，普贤菩萨的下一句偈语是：

当勤精进，如救头燃。

但念无常，慎勿放逸。

这句话是教导我们，既然已认识到生命有限，我们就应当如救眉毛上的火一样紧迫地修行，时时这样观修无常，切不可懒散放逸。

藏地有一位大师，他在觉摩喀喇山洞窟中修行时，岩洞入口处荆棘丛生。每次进出洞口时都挂住衣襟。开始他打算将它们除掉，但转念又想，也许我等不到出洞，今天就死在洞中，还是抓紧时间修行要紧。当他出洞时又想，不知出了这个洞口，还能不能再进洞……大师成功的诀窍就在于，他明白拔出自身的生死之根，比铲除洞口的荆棘更为紧迫！

布施如雨，惜福如金

人这一生，不管有多少物质财富，都应保持一种中华民族流传了几千年的传统美德，那就是——勤俭节约。

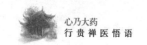
　　唐宋八大家之一的苏轼21岁中进士，前后共做了40年的官，做官期间他总是注意节俭，常常精打细算过日子。有一次，苏轼被贬到黄州，由于薪俸减少了许多，他穷得过不下去，后来在朋友的帮助下，弄到一块地，便自己耕种起来。

　　为了不乱花一文钱，他还实行计划开支：先把所有的钱计算出来，然后平均分成12份，每月用一份；每份中又平均分成30小份，每天只用一小份。钱全部分好后，按份挂在房梁上，每天清晨取下一包，作为全天的生活开支。拿到一小份钱后，他还要仔细权衡，能不买的东西坚决不买，只准剩余，不准超支。积攒下来的钱，苏轼把它们存在一个竹筒里，以备意外之需。

　　正是有了勤俭节约的良好习惯，才为他日后的成就打下了基础。一代大文豪尚能如此，我们为什么不能呢？

　　现在的很多人，有了一点钱便迷失了自己，整天大鱼大肉，花天酒地，到最后的结果是什么呢？无非是得到一个多病的身体、一个声名扫地的悲剧。你富了，是好事，但不能乐极生悲，不妨将节省下来的钱用于周济他人，多做善事。

　　若你有的是衣服，那就可以把新的、好的捐助给他人，这样就是在积累你的福报。旧衣服穿得越久，自己越有感情，洗的次数越多，它就越软，穿着越舒服。只有心情愉悦，你才能拥有一个好身体。同时，你帮助别人，把好的留给别人，他们也会对你感恩戴德，**好心必有好报，早晚而已。**

　　上边只是举个例子，在其他日常生活中我们也要学会节约，而不能挥霍浪费。人在做，佛在看，当你浪费一滴水、一粒米而不自知，或是遇贫不恤，见死不救之时，都是在削弱你的福报。"莫以善小而不为，莫以恶小而为之。"否则，你的福报就像一杯沙漏，将随着时光的流逝渐渐归零。

勤俭不可分，兴败皆由人

很多人都会有这么一个问题：我整天这么节俭，为什么还是两手空空，积累不了财富？在此，我要告诉你："即使黄金随潮水流来，你也要提早把它捞起来。"若你不动手去捞，自然一无所获，所以财富总会落在勤劳人的手里。

其实，"俭"和"勤"是相辅相成、密不可分的，只知道俭而不知道勤，你必然贫穷；只做到勤而不注重俭，你终将一无所有。

给大家说个小故事吧：

从前，人们喜欢在门前挂"勤俭"的牌匾。有一年，有个老人快要死了，他为了让他的儿子记住勤俭节约的美德，于是把"勤俭"两个字分开了。"勤"给了大儿子，"俭"给了二儿子。

事后，大儿子虽知道勤恳工作，但不知道节俭；二儿子只知道节俭，而不知道勤恳工作。结果，他们都过着贫穷的生活。于是，两兄弟便决定把"勤俭"两字合在一起，从此他们既勤又俭，终于过上了富裕的生活。

就像故事中说的那样，在我们的现实生活中，单举着一个字的牌子过活的人很多，他们多半过得也不好。有的人生意做大了，有钱了，就不知道天高地厚了，不是什么好用买什么，而是什么价高买什么，而家人呢，只知道花钱，也不劝着。最终钱败完了，家庭重归贫穷，往日富贵，犹如恍然一梦。

有的人则相反，虽然节俭，但是太懒，仗着父母给他留了一些积蓄，就整天守着那些钱过日子，这样做就是有节省的意识又能怎样？最终只能是坐吃山空。

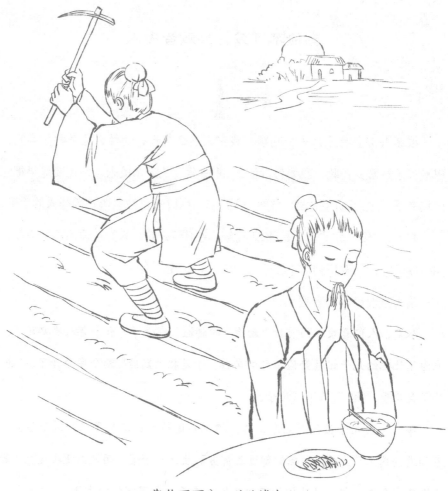

勤俭不可分，兴败皆由人

　　我们佛家有句话："勤善生富乐，懒恶招贫苦。""勤俭"是我们必不可少的美德，我们在推崇的时候，也要准确理解它的含义，不能只是一味挂在嘴上，而心里对它却没有深刻的认识。

　　你们看寺院里的人，他们扫地很勤快，这是勤；扫过后把扫把头朝上一放，毛也不会损坏，这是俭。有勤有俭，寺庙里当然整整齐齐、干干净净，人们的身体倍儿棒，香火也旺。人的一生，做任何事都要既勤又俭，这不仅是为了自己更好地生活，更是在惜福。

心平气和运自顺

为人处世，当知修心养性之道，养到心平气和，则事无不成。同时，这也是养生的诀窍。中医认为怒伤肝，肝一有火，就会伤心，所以，碰到任何事都要淡然，发怒最终是在拿别人的错误来惩罚自己。

要时刻保持心平气和，才是成功之道。我说的这个成功，不仅表现在能够拥有一个健康的身体，还表现在你的人生道路上。一个人，如果心不平，则别人和你一接触，就会对你产生疏离之感；如果你气不和，大家也不愿亲近你。

一般人在顺境里容易心平气和，但一遇到逆境，就很难平心静气了。所以，能保持心平气和于危急之时尤为可贵。大将在前方指挥，能够心平气和，则能理智清明，安然笃定；商人在商场上，当利害攸关的时刻，若能心平气和，处之泰然，则必有所得；现在的青年学子，每遇考试，若能心平气和，就会有好的成绩；人民公仆办事，如果心平气和，则能获得人民的尊重，减少纠纷。

"愿将佛手双垂下，磨得人心一样平。"这是一幅经典的对联，说的就是大家要有一颗平常心，做任何事都要心平气和。一个人有多大的道德、学问、能力，很难论断，但心平气和，则是必要的修养。你可以看到，佛教大师见人之时都会双手合十，然后念一句"阿弥陀佛"，这就是心平气和的一种体现，将双掌合十，是无争斗之意，别人见了自然也会静下心来与你交流。

我给大家讲一个故事，你们一听就明白了。

刘铭传曾为清廷派驻台湾的总督。起初，当李鸿章将他推荐给曾国藩时，还一起推荐了另外两个书生。曾国藩为了测验他们三人，便故意约他们在某

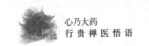

个时间到曾府去面谈。可是到了约定的时刻，曾国藩却故意不出面，让他们在客厅中等候，暗中却仔细观察他们的态度。只见其他两位都显得很不耐烦似的，不停地抱怨，只有刘铭传一个人安安静静、心平气和地欣赏墙上的字画。很明显，这三个人谁会被录用？当然是刘铭传了。

总而言之，心平气和是一个人成功必备的气质。因为，我们无论做任何事，首先要有一个健康的身体，动不动就发怒，终会让你疾病缠身，而没有了健康的身体，说什么都是枉然。况且，心平气和地为人处世，会让别人觉得你这个人可交，你的人生之路也会平坦许多。

你为什么会在笼子里？

曾有些老年人来找我，说她们在家里不自由，跟儿媳处得不好，总是吵架斗嘴。也有些年轻人来找我，说单位不好，束缚了他们的理想。其实，一切病根儿皆在心，心自由才能身自在。

每每及此，我都会给他们讲一个关于佛陀的故事。佛陀度人有一大好处，那就是故事多，津津有味地听完，让人如梦初醒。

有句佛教用语叫"西来意"，其完整表述应为"祖师西来意旨"，意为"菩提达摩从西天来到东土的宗旨"。话说达摩祖师初到东土时，在路上遇到一户人家，房梁上挂着一个鸟笼，笼子里关着一只非常漂亮的小鸟，小鸟看到达摩祖师到来，就叽叽喳喳地叫个不停。祖师一听，发现小鸟说的是："西来意，西来意，请你教我出笼计。"达摩祖师答曰："出笼计，出笼计，两腿长伸两眼闭，便是你的出笼计！"那鸟儿一听也就懂了。过了一会儿，养鸟的主人来了，小鸟于是伸直两条腿，闭起双目，躺在笼中装死。主人一看，哟，自己心爱的鸟儿怎么突然死了呢？忙把笼子打开，小鸟看见机会来了，一展翅就飞走了，从而得到了自由。

这个故事是^上德^下禅老师父讲给我听的，记得那时候我才十岁左右，当时很多师兄都在听，大家听得津津有味。师父讲完了，就问大家，通过祖师的故事，学到了什么？大家都说，遇事不要计较，要会装糊涂。^上德^下禅老师既没说对也没说错。

这知识装在脑子里其实就像喝一杯水一样，你渴的时候喝和不渴的时候喝，有不同的滋味。刚开始的时候我也觉得这个故事是说人要难得糊涂。但是后来我发现不是，佛陀是在教我们要积极地去应对，以此改变周围的环境，从而转变自己的命运。

在工作中，有些人总感觉自己郁郁不得志，所以总是天天抱怨，就像被关在笼子里的鸟一样，不能翱翔青云之上，一展鸿图之志。其实，你现在所过的生活就是你将来想过的生活。你可以改变心态，努力工作，在你所在的圈子里赢得口碑，到时候自然就有好的单位来挖走你，你就能冲破牢笼。

宽恕他人就是善待自己

佛经中有这么一句话："佛印的心宽遍法界，即心即佛。"这句话是在告诫僧众要懂得宽恕，这样才能具有佛心，修得佛果。关于宽恕，有位作家也

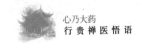

说过："当你的一只脚踏在紫罗兰的花瓣上时，它却将香味留在了那只脚上。"

确实如此，当你宽恕别人的时候，也就是在善待自己。因为你已经放下了责怪和怨恨的包袱，无论是朋友还是仇人，你都能够报以甜美的微笑。禅中常讲究缘分，在众生当中，两个人能够相遇、相识，那便是缘分。如果你因为整天想着如何去报复对方而心事重重，内心极端压抑，那受伤害的还是自己，迟早疾病丛生。

古话说："知错能改，善莫大焉。"对于别人的过失，如果你选择了仇恨，那么你将在黑暗中了此一生；而若你选择宽恕，你的人生就会充满阳光。既然如此，面对他人犯下的错误，你为什么不能选择宽恕呢？

《优婆塞戒经》中说："仇人和亲人同样受苦的时候，应先救仇人。别人来辱骂自己，自己心中反而要产生怜悯之情。"事实上，如果你能做到宽容，就是在为自己修行，为自己积福。

给大家说个小故事吧：

古时有位老禅师，一天晚上在禅院里散步，看见墙角边有一张椅子，便知有位出家人违犯寺规翻墙出去了。老禅师走到墙边，移开椅子，就地而蹲。少顷，果真有一小和尚翻过墙，在黑暗中踩着老禅师的背脊跳进了院子。

师父并没有厉声责备他，只是以平静的语调说："夜深天凉，快去多穿一件衣服。"老禅师宽容了他的弟子，因为他知道，宽容是一种无声的教育。自此，那位小和尚非常遵守寺规，再也不翻墙出去了。师父只是宽容了他的一个过错，换来的却是小和尚对自己的尊敬，对佛祖的尊敬。

以前我还听过一个故事：

在美国一个市场里，有个中国妇人的生意特别好，因此引起了其他摊贩的嫉妒，大家常有意无意地把垃圾扫到她的摊位前。这个中国妇人只是宽厚地笑笑，不予计较，反而把垃圾都清扫到自己的角落。

旁边卖菜的墨西哥妇人观察了她好几天，忍不住问道："大家都把垃圾扫到你这里来，你为什么不生气？"中国妇人笑着说："在我们国家，过年的时候，都会把垃圾往家里扫，垃圾越多就代表来年会赚越多的钱。现在每天都有人送钱到我这里，我怎么舍得拒绝呢？你看我的生意不是越来越好吗？"从此以后，那些垃圾就不再出现了。

这位中国妇人用智慧宽恕了别人，也为自己创造了一个融洽的人际环境。俗话说，和气生财，自然而然她的生意越做越好。如果她不采取这种方式，而是针锋相对，又会怎样呢？结果可想而知。

当你犯错的时候，都渴望得到别人的谅解，得到别人的支持。同样的，别人有过失时，他们也抱着同样的心情。如果我们不宽恕别人的过错，那么佛祖也不会饶恕我们的过错，所以，打开你宽容的窗户吧！那时你会发现，当你对别人表示宽容的时候，你也会得到同样的回报，而你的朋友也会越来越多。

做人一定要学会感恩

唐朝的龙潭禅师，他少年未出家时很贫穷，靠卖饼为生，无处栖身，所以道悟禅师就把寺庙旁的小屋子借给他住。为了表示谢意，他每天送十个饼给道悟禅师，而道悟总是回赠一个给龙潭，并祝福他说："这是给你的，祝你子孙繁昌！"

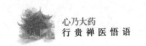

　　他实在不解，有一天问起，道悟却说："你送来的，我送给你有什么不对？"

龙潭听后，从此开悟出家，后来成为一代宗师。

　　取之于人要回报于人，得之于社会要回馈社会，要我好你也好，我赢你也赢，这才是伟大的祝福，也是生活的至理。

　　在我病最重的时候，几乎奄奄一息，体重只剩下78斤，白细胞每毫升不到1800个。我回到佛光寺的时候，很多老菩萨们（就是学佛的女尼）为我祈

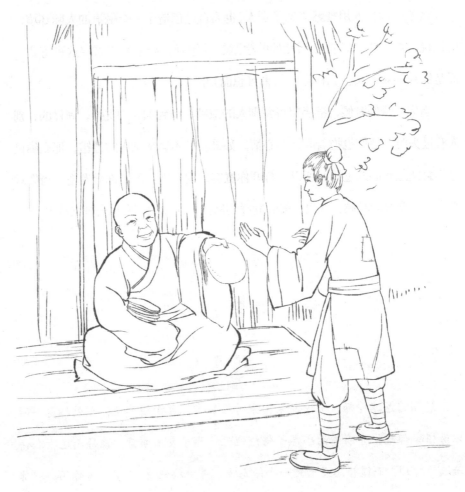

做人一定要学会感恩

求菩萨。我能活到今天，多亏她们给我精神上的力量，就是这些菩萨，给了我生命，因此我要感恩社会。

我是一名佛门弟子，也是一名医生，懂得一些医术，现在我之所以在此乐此不疲地给大家讲一些养生保健的东西（当然也有不少我对病魔的亲身感受），是因为我知道感恩，我的第二次生命是大家给我的，所以我要用它来回馈社会。

感恩，是人间最美好的情感之一。在佛教里还有一个词叫"回向"，就是要把自己最美好的东西送给其他生命。现在有很多人的情况比我要好，有的人有很多物质财富，有的人有很健康的身体，但他们往往不知道"回向"。

要知道，世界上任何事情的成就都是很多人付出的结果，哪怕吃一碗饭，喝一杯水都是如此。你吃的饭，离不开农民的辛勤播种，你喝的水，少不了工人的辛苦劳动。即便你事业很成功，有无数财富，但也是众多员工劳动的结果。所以，请记得感恩。

佛陀说："要为利益众生而成就自己。"谁为众生着想，谁就能最后成佛；若只为自己着想，最终只能堕落。要说谁在付出当中成就了自己，佛陀就是最好的例子。他一直把他所得到的一切回馈给所有的众生，所以最后他成佛了，而很多人还在不断轮回……

这就像我们手中有一杯水，只要我们把这杯水倒入大海，它就可以跟大海结合在一起。这样，我们就可以自豪地对别人说："大海里有我的一杯水，如果我再有一杯，我还会倒入，只要大海在，这杯水就会永远存在。"这里的"大海"就是社会，而我们向大海中倒水，就是在感恩！

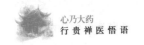
不要有那么多的欲望

人最基本的欲望无非就是财、色、名、食、睡。我觉得一定的欲望是需要的，也是合理的，毕竟我们都是凡夫。比如，如果你没有吃饭的欲望，那你就会得厌食症了，长时间不吃饭就会导致身体虚弱；如果你没有睡觉的欲望，那你就是患了失眠症，长此以往，身体的各项机能也会紊乱。

再比如，我们想要成佛，可想要成佛的这种心理，也是一种欲望，如果连一点点成佛的欲望都没有，那你肯定成不了佛。一个人生了病，就一定要有尽快康复的欲望，如果心如死灰，必定难以康复。总之，适当的欲望是可取的。

但是，我们不能有过多的欲望，因为欲望一多就成了贪念。美食在眼前，想吃就吃一些，但不要过量，否则胃消化不了，反而成了坏事；而睡觉过多，也会越睡越困，导致精神萎靡不振，从而影响我们的事业。

同样，大家要想生活得好，固然少不了物质基础，因为物质基础决定上层建筑。这就需要我们有挣钱的欲望，它会促使我们努力工作，进而获得社会回报。

但要注意，千万不能有过多的贪念，因为贪欲太强就会促使人们通过非法的手段来牟取利益。欺诈、抢劫、盗窃等问题就会频发。大家试想一下，通过这样的方式取得不义之财就是在造作恶业，也就种下了恶因，到时候必然吞下恶果。哪怕现在你拿到了一百万，可到时候就是一千万也挽回不了。

即便你的金钱是自己费尽心机，通过正当渠道获取的，可又有多大意义呢？要知道，真正得到金钱、地位的人大部分反而更不快乐，更不幸福。那么，为什么要去浪费这个时间和精力呢？

曾有一位教师跟我诉说他的苦恼。他说："师父啊，我以前的同学，现在有的年薪几十万，甚至上百万，有的还做了官。相比之下，我就是个穷教书匠，我是不是很没出息啊？"我问他："你喜欢当老师吗？"他点了点头。我又问他："你吃得好睡得香吗？"他又说是的，我说："那你还不幸福吗？"他无言以对。

其实，欲望越大，烦恼、痛苦和不安就越多，风光都是表面的。富贵之人往往每天都被工作、人际关系、家庭等各方面的压力紧紧拴住，甚至大部分的人整天都被这些东西缠得痛苦不堪，到头来，身心都受到巨大的摧残。大家细细想想，是不是有点不值？

总之，人都有各种追求，且大多数人永不满足，不知疲倦，成则喜，败则馁，最终只会把自己搞得身心俱疲，在无尽的欲望中耗尽自己的生命，这又何苦呢？

《佛遗教三经》中有这么一句话：

知多欲为苦，生死疲劳，从贪欲起，少欲无为，身心自在。

什么意思呢？就是说人的欲望越大，苦恼也就越多；人的生死轮回、疲劳不堪，都是由贪欲而起；人如果能做到将欲望降到最低限度，与世无争，就能做到轻松自在，身心健康。

聪明的人，懂得控制自己的欲望，满足了正常的需求后，就不要再让无尽的贪欲左右人生。吃饱穿暖之后，不妨想一想，自己终日忙忙碌碌为生活，不知错过了多少世间的美景！既如此，不妨放一放，静一静，享受一下此时此刻的美好。

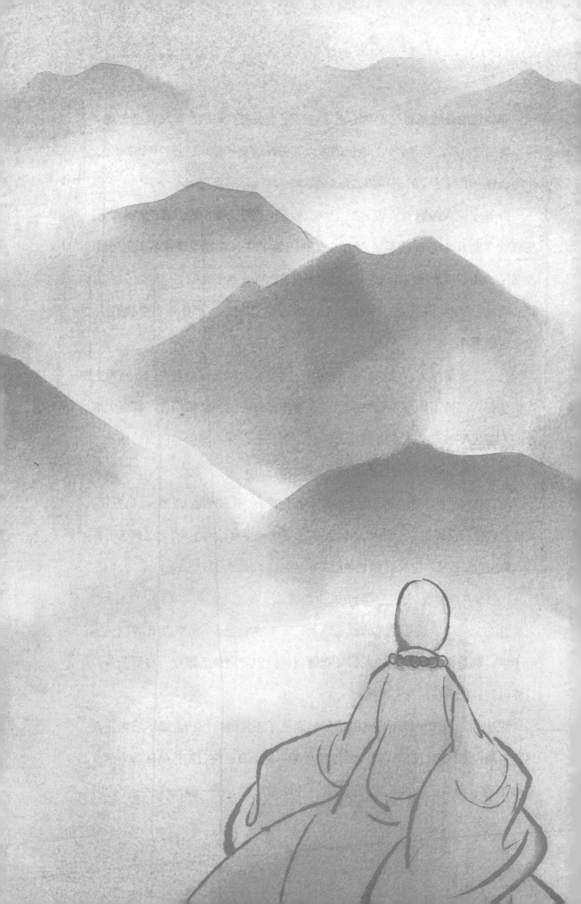

第五篇

禅医里的人生智慧

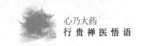

人能将心比心，世间再无纷争

大千世界，芸芸众生。人与人之间，难免会发生许多误会和矛盾，你争一句，他吵一句，都认为自己是对的，自己想的有道理，别人说的都是错的。而事实上别人有别人的立场，从他的角度来讲，可能他所做的是合理的，就这样，大家都据理力争，自然矛盾不断。其实，人与人之间的很多矛盾，无非是"自己"和"别人"之别，如果大家都能将心比心，换位思考，许多误会都会迎刃而解。

佛说，别人是你最好的镜子。你怎样对待别人，别人就怎么对待你。你不为别人着想，别人就不会为你着想；你替别人着想，别人也会替你着想。正所谓，退一步，风平浪静，只要学会换位思考，人生将从此焕然一新！看了下边这则小故事，你就会明白了。

印度的圣雄甘地生前有一次外出，在火车将要启动的时候，他急匆匆地踏上车门，不小心一只脚被车门夹了一下，鞋子掉在了车门外。火车启动后，他没有犹豫，随即将另一只鞋脱下来，也扔出窗外。一些乘客不解地问他为什么要把另一只鞋也丢掉，甘地说："如果一个穷人正好从铁路旁经过，他就可以得到一双鞋，而不是一只鞋。"

本来丢了一只鞋是让人生气的，如果甘地不懂换位思考，穿着另一只鞋坐到座位上，一直想着这个事，不仅影响自己的心情，还会遭到众人的嘲笑。他将另一只鞋扔出窗外的一瞬间，也就是他换位思考的那一刻，于是他的心情也好起来了，因为至少他能想到一位穷人捡到鞋时的开心，他不仅做了一件好事，还能得到众人的赞许。

我们做任何事情之前都要先进行一下换位思考，唯有通过换位思考才能找到对方的需求，才能更好地理解别人，帮助别人。这样做不但可以给自己减轻烦恼和痛苦，而且可以给对方减少麻烦，最终是大家都很快乐，既如此，我们何乐而不为呢？

正如苏东坡所说"横看成岭侧成峰，远近高低各不同，不识庐山真面目，只缘身在此山中"。 如果对万事都能学会换个角度去看，学会换位思考，那么生活中就会多一些理解，就会减少许多不必要的烦恼，增添不少快乐，笑意将永远在我们脸上荡漾，我们的生活将充满阳光，身心也会健健康康。

放下心头的负担

说到压力，可能很多人都有诉不完的苦。穷人有穷人的压力，他们整天得为了温饱而奔波；富人有富人的压力，他们一天到晚操心着怎么赚更多的钱。可能你只能体会到自己的压力，看到别人都是幸福美满的，其实，别人也有别人的压力，大家都一样，没有压力是不可能的。

有的人活得快乐，过得好；有的人活得忧愁，过得差。这是什么原因呢？关键在于是否懂得放下心头的负担，轻装上阵。要知道，即使有无数的压力萦绕在身旁，只要学会释放，那么你的人生就会截然不同。只有放得下，你才能走得更远，肩负着重担，你永远飞不高。

如果生命是一场遥远的旅行，你是愿意轻装上阵，尽情地欣赏沿途的风景，还是背上沉重的包袱，低头前行？ 也许包袱里的物资不会让你挨饿受冻，可低头的你永远在错过风景。**若没有了快乐，岂非白来人间走了一遭？**

还是给大家讲个故事吧：

一位到山下办事的禅师，在路上行走时看到一位老太太在一个角落里小声哭泣。于是禅师走过去问道："老人家，什么事情让你哭得这么伤心啊？"这位老太太说："哎，禅师你有所不知啊，我这一辈子，有两个女儿，她们现在都已经嫁人了。可是一个嫁给了卖伞的，一个嫁给了卖鞋的。晴天的时候，

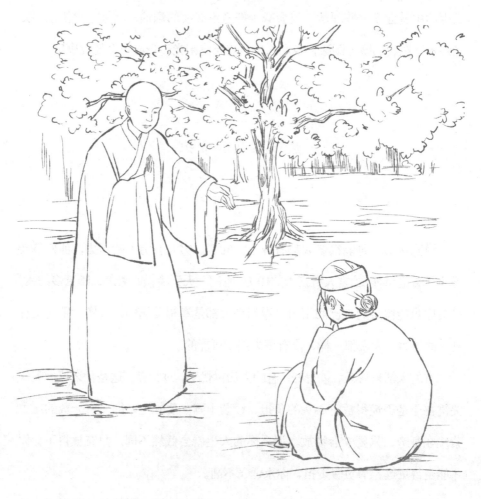

放下心头的负担

我就担心其中一个女儿的伞卖不出去；雨天的时候，我就担心另一个女儿的鞋卖不出去。我一想到这里就伤心难受啊！"

禅师说："原来是这样啊，你不妨想一下，下雨了，你一个女儿的伞肯定好卖了！天晴了，你另一个女儿的鞋一定好卖了！如果你这样想，不管是晴天还是雨天，是不是都是件令人高兴的事啊？！"听了禅师的话，老太太觉得很有道理，从此她再也不哭了，无论是晴天还是雨天都很开心。

故事中的老太太之所以不开心，就是因为思想包袱过重，只有当包袱卸下之后，她的人生才是美好的。

李娜大家都认识，她是网球巨星，在法网夺冠之后，却陷入了长期的低谷。在接受采访时，李娜说："法网夺冠后的那段日子，我内心总有两个李娜在打架。"的确，面对这莫大的荣誉、外界的期望、商业的赞助，李娜承受了巨大的压力，甚至被压得喘不过气来。后来，她逐渐摆脱了这种"想赢怕输"的念头，以一颗简单的心上阵，才重新名列前茅。

日月如梭，斗转星移，人生之路艰难而又漫长，你可以选择戴上枷锁，蹒跚而行，亦可以轻装上阵，昂首阔步。既然如此，何不轻装上阵，自由自在？事实上，在你放下心头的担子之后，常会事事如意。

庄子是最懂得轻装上阵的，他不为世俗的名利所扰，不为国家的命运而忧，更不为生活的羁绊所累。他的心灵达到了绝对的自由，正如那翩翩飞舞的蝴蝶，又如那盘旋九天的大鹏。试问，若非庄子懂得轻装上阵，不带一丝牵绊，他又如何能达到常人无法企及的境界，留下"鼓盆而歌"的爱情，收获"君子之交淡如水"的友谊？ 前人的步伐或许已经渐行渐远，但轻装上阵的理念却在哲人们的心中深深扎根，薪火相传。

总而言之，人生路漫漫，肩上的压力会随着时间的推移慢慢累积，若不

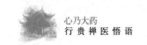

懂得卸下担子，早晚有一天你会彻底崩溃，身体、事业、家庭同样分崩离析。只有放下心理负担，轻装上阵，才能迎接自己美丽的人生。

真心助人岂图报？

人生苦短，世事无常。这一路上，朋友、亲人的帮忙不可或缺，那些真心帮助我们的人都是我们人生道路上的贵人。在这里，要突出强调"真心"二字，因为只有真心的帮助，才是好的，那些有所企图的"拉一把"，只是变相的交易，毫无功德可言。

所以说，我们帮助人要发自内心，不能遇到对自己有用处的人就帮，而看到对自己没好处的人就甩手走人。事实上，只要你用心去帮助他人，早晚有一天会直接或间接地回报到你身上。

济公大家都认识，别看他疯疯癫癫的，却是一位乐善好施的得道高僧，而且还懂得不少医术，爱打抱不平，救人之难。也正因为如此，他备受人民的爱戴。

大家也看过不少电影，在电影中，往往是真心帮助人、对他人好的人，最终结局也是完美的；而那些怀着邪恶心理施予帮助的人，多无善终。而电影正是现实的缩影，在我们的生活中，如果你的援助不是发自内心的，那自然难有好的结果。

在我们的一生中，有什么比无私助人更能积累福报的？——没有！大慈菩萨说得好,"你在这一生当中能帮助两个人,就会让自己修行更精进;你能够帮助十几个人,你的福德将无量无边。"

真心的帮助,是不求回报,不求利益,尽自己最大的努力去帮助对方。这个时候,你无心索取,却是在积累自己的福报。因果轮回,当你危急之时,也会得到别人真心的帮助。

关于此,有这么一则小故事:

一只小蚂蚁在河边喝水,不小心掉了下去。它用尽全身力气想靠近岸边,但没过一会儿就游不动了,只在原地打转。小蚂蚁近乎绝望地挣扎着,这时,在河边觅食的一只大鸟看见了这一幕,它同情地看着这只小蚂蚁,然后衔起一根小树枝扔到小蚂蚁旁边,小蚂蚁挣扎着爬上了树枝,终于脱险,回到岸上。

当小蚂蚁在河边的草地上晒干身上的水时,它听到了一个人的脚步声。原来一个猎人轻轻地走过来,手里端着枪,正准备射杀那只大鸟,小蚂蚁迅速地爬上猎人的脚趾,钻进他的裤管,就在猎人扣动扳机的瞬间,小蚂蚁狠狠地咬了他一口。只听"哎呀"一声,猎人的子弹打偏了。枪声把大鸟惊起,它急忙振翅飞远了。结果是,蚂蚁和大鸟互相救了一命。

大鸟帮助小蚂蚁的时候,是真心无私的,并没想过索取什么,也不图小蚂蚁有什么相赠,只是"路见不平拔刀相助",而最终它也得到了小蚂蚁的帮助,逃过一劫。

总而言之,不要想着怎样对自己有利就怎样做,而要学会贡献你诚挚的爱,学会真心帮助他人,这样你也会赢得他人的真心。

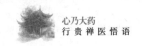

一定要多读好书

我闲暇之时，会研读海内外的各种书籍，每一本书都会让我有所收获。即便同一本书，读第二遍也会另有感悟，反复研读之后，你会发现更加深奥的道理。比如《般若波罗蜜多心经》，它所蕴涵的学问很深，即便你已经读过多遍，可能还是领悟得不够深。

所以，我们一定要多读书，多学习。不要因为一点成就就沾沾自喜。读书如此，社会实践也如此。随着年龄的增长，我们的阅历也越来越丰富，但要记得学无止境，只有不断积累，才能使你变得越来越强大。

好的知识是渡河的船师、陌生路上的向导、危险地带的护送者。我们虽在人生路上积聚了福德和智慧资粮，但若无知识的护送，就容易被烦恼、妄念之贼乘虚而入。知识可以启发人内在的智慧，进而引导凡夫通往佛地。

大家知道，越是老的中医，他的诊室中的病人越多，为什么呢？因为他们给病人以依赖感、安全感。他们满头白发，一看就是从医几十年的专家，经验肯定比年轻的医生多，换做是你，我想也会优先找老中医的。这正是他们不停学习的结果，当然这个学习并不单指学习书本知识，还可以是工作经验等。

另外，现在的社会发展很快，知识每时每刻都在更新，如果固守自己学问上的一亩三分地，早晚会被社会淘汰掉，只有在不断的学习中，与时代同步，与社会需要同步，才能让自己立于不败之地。例如，现在有很多老年人参加大学教育，学书法、作画等，生活过得有滋有味，这样的人生才是充实的、有价值的。

鲁迅先生在逝世前的一小时还笔耕不辍；华人首富李嘉诚虽然 14 岁就辍学，但他没有停止学习的脚步，博学多闻铸就了他的成功，据他所说，别人是在学习，而他则是在抢学问。

总而言之，我们一定要多读书，活到老，学到老，把读书当作人生的修养过程，这样才能充实自己的精神世界，跟上社会的脚步，发挥自己最大的人生价值。

祸福无常，来去随缘

自从我的癌症好转以后，我觉得自己很幸福，因为我学会了不再计较过去的得失。推己及人，我知道，对大家来说，生活中肯定少不了一些糟糕的事情。失去之后，人们总是伤心不已，质问世界为什么这么不公平？这种事情为什么偏偏发生在自己身上？可是，世界不会回答你，如果一件事这样，两件事这样，事事这样，你终将郁郁寡欢，难以自拔。

其实，"有"有何欢？因为一切都会过去；"无"有何苦？人生本来一场空。有无之间便是人生，而决定苦乐的不过是得失之后的心态。缘来不拒，境去不留，看淡了得失，才有闲心品尝幸福。人人都有失去的时候，这时把失去看得太重的人，还会失去更多；而不计较得失的人，常常会在未来获得更多。

塞翁失马的故事可能大家都听说过：

战国时期有一个名叫塞翁的老人，养了很多马。有一天，马少了一只，邻居们都来劝他别伤心，可他却一笑置之，认为这也许是好事。大家都认为他不过是自我安慰而已，可过了没几天，丢的马不仅自己回家，还带回了一匹骏马。大家都很高兴，争相前来祝贺，可是塞翁却显得很平静，认为这不一定是好事。果不其然，不久后塞翁的儿子就在骑马时不小心摔断了腿。大家争相劝慰，可塞翁却说："虽然我儿子的腿摔断了，说不定却能因此保住性命，这或许是他的福气呢。"众人皆不以为然，可时隔不久，匈奴兵大举入侵，青年人皆被应征入伍，后来几乎都战死了，唯独塞翁的儿子因为摔断了腿，不能当兵，却因此保全了性命。

这则故事是在告诉我们祸福相倚的道理。好事来了，不要太高兴，须防乐极生悲；坏事发生了，就不要再去计较，忘记得失，欣然接受，没准会否极泰来。

我记得小时候，每次走路时如果摔倒了，流血了，外婆都会跑过来把我扶起，然后敲打，抱怨让我摔倒的石头。其实，大可不必如此，因为摔打可以让我们的身体变得更加结实，心性变得更加坚韧，而这些，都是我们未来获得成功的"本钱"。

要知道，生活向来不是完美的，随着年龄的增长，工作和社会的重压会让我们变得心浮气躁，抱怨不断。为此，我们常常感叹命运多舛，生活多艰，付出太多，而得到太少。但是，不断的抱怨终将侵蚀我们的身心，让快乐渐行渐远，健康也会慢慢离去。相反，放平心态，不计得失，我们才能无悔今生，喜悦平安。

海纳百川，有容乃大

在我们的生活中，不乏很多"独行侠"，他们做事"事必躬亲"，不与别人交流，也不听别人的意见，当遇到困难时，往往是"打碎牙齿和血吞"。其实，大可不必如此。只要放下面子，与朋友合作，听从他人的良言，勇敢地接受别人的帮助，能让你少走很多弯路。

对这一点我深有体会。以前，在研读佛经的时候，我有很多地方理解不了，即使费尽心思还是不能得到真解。这时，我总会去找师兄弟们交流，大家你一个看法，他一个看法，很快就能参透其中的深意了。

由此可见，只有能够聆听别人意见的人，才能成为集大成者。尤其是在当今这个竞争激烈的社会里，就算你是一个"天才"，只靠自己的力量也是有限的，而汇集多数人的智慧往往是制胜的关键。

在《三国演义》中，有一个"关公大意失荆州"的故事。而关羽之所以会失荆州，虽然不排除有"大意"的原因，但他刚愎自用这个致命的性格弱点恐怕才是关键，这个弱点不仅使"一代武圣"失去了荆州，而且搭上了身家性命。

相反，诸葛亮却非常懂得听取部下的意见，所以，在整个三国时代，论才智，没有比他强的，正因如此，才使蜀国在他的领导下，能与魏、吴两国鼎足而立。

其实，我们修佛，说到底修的是心，因为我们每个人的心智都是一个独立的个体，就像一块磁石，可以帮助你吸纳财富、威望等，但如果大家懂得集思广益，与别人交流合作，那么一块块磁石聚集在一起，就可以形成一个强大的磁场，效果不可估量。

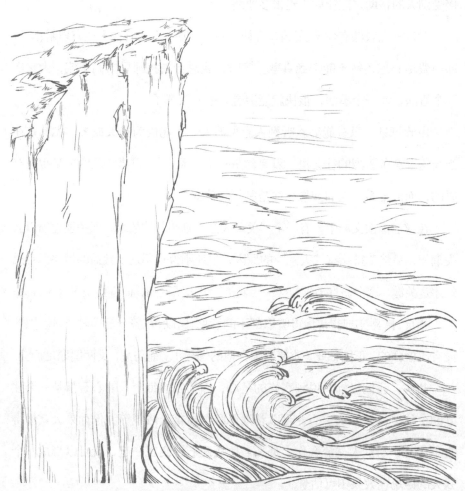

海纳百川，有容乃大

因为，对于同一件事情，每个人的思维都是不一样的，你能想到这个好处，他能想到那个坏处，经过分析讨论后，一定能总结出一个最合理的方案。所以说，"三个臭皮匠，顶个诸葛亮"。即便别人不如你聪明，没有你博学，但也能够提供少量的建议，助你前行。

总之，集思广益是人类最了不起的能耐，是社会进步的发动机。它不但可创造奇迹，开辟前所未有的新天地，还能激发人类的最大潜能。只要大家团结起来，人人贡献自己的聪明才智，我们的未来定会更加美好！

淡泊明志，宁静致远

我在重读了《大藏经》之后，才终于明白自己为什么会得病？——完全是由于自己的名利心、得失心过重所致。经过一番修行之后，我才知道：**人生无常，光阴如梭，名利得失到头来全是过眼云烟。**

燃灯法师说：如果我们破除一切执著尘劳，丢掉身外乱性的贪婪和物欲，找回自己，就一定能获得身心的自然安宁，幸福的生活也会随之而来。也就是说，一生只知道追逐名利，而不知道享受的人心最苦累，可惜世上的大多数人，为了各种欲望拼命驰逐，只余下少许时间来追寻生命的意义！

给大家讲个故事：

有位年轻人，为求得"淡泊"的秘诀，不惜跨越千山万水，来到智慧老人居住的城堡。见到老人后，年轻人即刻说明来意。老人叫年轻人拿起一个

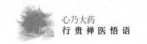

盛满油的汤勺，然后到城堡中各处走动，并嘱咐他绝不能漏掉一滴油。

年轻人回来后，老人一看，果然一滴油都没有漏掉，但是当问他都看到了什么时，年轻人说："只顾看手中的勺了，其他的什么也没看到。"于是老人叫他再走一遍，这次要留意城堡内的一草一木。

年轻人这次回来后，对城堡内的一草一木说得很详细，可是再看勺中的油却是一滴不剩。这时老人对他说："世事纷繁，犹如城中草木，身心性命，犹如手中之油。有些人避居深山，远离红尘，以求清净淡泊，却不知离尘不染非真清净，若遇外界诱惑，随时可能流于世俗。就像你第一次走动时，心无旁骛，所以滴油不洒，第二次走动时一旦分心他顾，却是滴油不剩。所以说，沉溺名利固然愚迷，远离红尘亦非大道。唯有历尽繁华，看遍世界，但心无执念，不为外物所动，方为真淡泊、真清净，也只有这样才能真正拿好你手上的'一勺油'！"

这是一个深具人生哲理的故事。一勺油价值虽小，却是掌握在我们手中的东西，如健康、家庭、朋友、亲情、事业，等等。所以，我们在做任何事情时，都不能让自己陷入盲目而疯狂的物欲之中，但也不能过于极端，消极避世，否则必将迷失自我，错过人生最美好的风景。

总之，淡泊是一种生活态度，如瑟瑟秋风中的蒲公英，**不张扬、不苛求、天涯海角、随遇而安**，这并不是消极的等待，也不是听从命运的摆布，而是寻求一种生命的平衡。学会淡泊，可以使你真正享受人生的绚丽，让你的心远离喧嚣，更加空灵、纯美。

放低自己才能登上顶峰

先讲个故事：

一头狮子正躺在大树下休息，它看见一只蚂蚁正在急匆匆地赶路，于是奇怪地问："小家伙，你这是往哪里去呀？"蚂蚁说："我要到山那边的大草原去，那里可美了！"狮子一听就来了兴趣，对蚂蚁说："你给我带路，我来背你，我们一起去吧？"看蚂蚁面有难色，狮子说："我跑得可比你快多了！"蚂蚁说："狮子先生，不是我不带你去，而是你根本到不了大草原。"狮子生气了："这个世界上还有我去不了的地方？不就是山的那边吗，你慢慢爬吧，我自己去了。"

狮子跑到了一座悬崖前，只见悬崖宽数十丈，深不见底，悬崖的对面就是美丽的大草原。狮子犹豫了半天也不敢拿性命开玩笑，它既不愿跳过悬崖，也不愿从旁边的山谷中绕过去，只好垂头丧气地回去了。

几天后，蚂蚁也来到了悬崖边，它顺着山谷爬到了谷底，又沿着地面从山坡爬了上去，终于来到了心仪已久的大草原。

从故事中可以看出：狮子是百兽之王，实力很强，但不愿放下自己高傲的身段，所以最终只能望着美丽的草原而叹气。蚂蚁看似渺小，但它把自己放得低低的，从山谷中绕行，最后才能获得成功。

现在的很多人也是如此，自以为多读了几年书，事业有了小成，就认为很了不起了，傲慢之心油然而生。千金小姐不愿意和保姆同桌吃饭，博士不愿意当基层业务员，高阶主管不愿意主动去找下级职员，知识分子不愿意去做体力工作。他们认为，如果那样做，就有损他们的身份。而事实上，这种"身

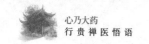
段"只会让他们的路越走越窄，甚至无路可走。

海纳百川，方成汪洋之势，这是因为它地势最低。身在职场，如果你想登上成功的顶峰，就必须学会放下身段，放低自己，即便取得了显著的成绩，依然能够以平常心与别人交往，看到别人的长处，承认自己的不足，这样你才能为自己积蓄更多的正能量。

历史上刘备"三顾茅庐"的故事，至今广为流传。刘备能够放下身段，放低姿态，求贤若渴，才能使诸葛亮深受感动，且出山担任刘备的军师。

一粒砂，浮在空中，只是一粒尘埃，而卧在土里，便是土壤。尘埃与土壤，本是同源，但高度不同，却有着截然不同的价值。古话说："满招损，谦受益。"我们若把自己举得过高，只会高处不胜寒；若把自己放低，放低，再放低，必能兼收并蓄，壮大自己，成就一番事业。

我为人人，人人为我

大家也许有这样的经验，每当公共汽车客满时，大家都会争先恐后地往上挤，这时还没挤上去的人会叫喊着说："再往前挤一挤吧！拜托拜托，再挤一挤我就能上去！"而一旦挤上公交车之后，站在拥挤的车厢里，看着车门外络绎不绝的挤车人潮，立即又会大喊："不要再上来了，真的挤不下了，再挤下去车子就要爆了！"

为什么同样一个场景，同一个人，可是车里车外的心态却完全不一样呢？这是因为一般人唯求利己，缺少利他之心。

曾有这样一个故事：

一个小女孩问妈妈："为什么我们在屋子里走动，总像怕踩到地雷似的，要那样小心谨慎？"妈妈笑了笑，说："我们楼下不是也住着一户人家吗？"

女儿虽然明白妈妈的意思，但仍觉得在自己家里，本来就应该随心所欲，轻松一点才是。于是，妈妈摆出一副认真的表情，接着说："咱们家的地板是楼下林爷爷家的天棚，我们走路声音太大了，老人家受不了的！"

女孩嘟着小嘴，说："那为什么咱们楼上那家不这么想，他们总把声音弄得很响？"妈妈说："因为楼上有个三岁的小弟弟，他要长大，蹦呀跳呀的需要运动嘛！"

小女孩一听，嘴嘟得更高了："那活该咱们家受委屈，吃大亏啰？！"妈妈摸摸孩子的头，笑容中带着坚定："孩子，能为别人着想，这是人生第一等功夫呀！"

确实如此，这位妈妈的修养很高，因为她懂得"替别人着想"，这句话虽然只有区区几个字，但是要真正实施起来却并非易事。因为，替自己着想容易，而替别人着想却需要具有慈悲的关爱之心才行。

其实，你为他人着想的同时，也是在帮助自己，佛语有云：**众生一体，损人即损己，利人即利己也。**你替别人着想，是在积累自己的福报，早晚会轮回到你身上。

在生活中，有很多小事，都会体现出你是否有利他之心。比如，马路上有一块石头，你看到后会不会随手将它拿到一边，免得行人受伤；当进出玻璃弹簧门时，在推门之后，你会不会看看后面是否有人跟进，如有则挡一挡门，免得后来人被撞；当坐电梯时，若发现有人赶过来，你会不会按住开门键，等等后上的人……

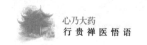

这些都是举手之劳，费不了你多少力气，你也损失不了什么东西。可能换来的只是别人的一个微笑、一句道谢，但你的心里会觉得暖暖的，瞬间充实了不少。没准下次受到帮助的就会是你，因为爱心会传递，你种下了善因终会有善果。

如果你一味自私自利，身边就是有再多的朋友，相信你也会觉得寂寞，为什么呢？因为你的心灵空虚，而过度的自私会让你不自觉地排斥他人，所以你的世界永远是单调而苍白的，你永远是一个孤独寂寞的人。

相反，若你能为别人着想，说明你心里充满爱，能把很多人放在心里，愿意和他们分享快乐，愿意关心照顾别人。到时候，别人也会真心地关心你，帮助你。这样一来，你还会寂寞吗？你的内心还会空虚吗？

谢谢那些批评你的人

人无完人，每个人都有缺点，包括我自己。我为什么会得病？为什么病情恶化得那么快？说到底，就是因为过于急躁，得失心过重，也正是因为这个缺点，让我徘徊在死亡的边缘。

后来，几位很熟识的老菩萨，当着我的面指出了这个缺点，他们说："你本来已经病了，还痴想着你的名利，病情不恶化才怪呢！你还是好好静下心来调养身体吧！"

听了这些话，我躺在床上想了很久，想通了之后，我便放下了一切杂念，开始养病。现在我尚在人间，就是得益于这几位老菩萨发自肺腑的批评指正。

若换作一般人，他们只会说你的好话，而不会指出你的缺点，因为他们怕说了你的坏话会得罪你。

《道德经》曰："**信言不美，美言不信。**"意思是真实的言词不华美，华美的言词不真实。大多数情况下，人们都爱听美言，别人说你聪明，你就很高兴，说你漂亮，你就很开心。而一旦有人说些批评你的实话，你就受不了了。

事实上，批评并非坏事，我们应当感谢别人指出我们的缺点，因为这样才能让我们不断完善。所以，当别人批评你的时候，你应坦然接受，不要心存偏激和怨恨。因为只有在别人的批评中，你才能真正地看清和了解自己。

同时，在一定程度上来说，别人认为你值得批评，才会冒着得罪你的后果去指正你。如果你是那种提不起来的"阿斗"，别人才不会在乎你的好坏。

给大家说个故事你们就明白了：

有一天墨子痛责他的弟子耕柱子，耕柱子很难过，觉得自己很委屈，抱怨说："为什么我犯的错误最少，却总是受到你这么严厉的批评呢?"

墨子听后问道："驾着一匹马和一头山羊拉的车上山，如果是你，你会用鞭子抽打马还是羊?"耕柱子马上回答："我当然是要打马了。"

墨子接着问："你为什么去打马而不是打羊?"耕柱子回答："马儿力大跑得快啊，打羊打了也是白打。"

墨子最后郑重说道："我之所以这么严格要求你，正是因为你像马儿一样，值得我批评啊!"

西方有句谚语说得好："**恭维是盖着鲜花的深渊，批评是防止你跌倒的拐杖。**"来自生活中的赞美可能是假的，你可听可不听，而批评你的话一定要听，并要感谢批评你的人，因为批评多数是真的。

总之，我们要时刻牢记："**良药苦口利于病，忠言逆耳利于行。**"能够虚

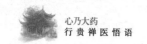

心接受别人的批评是一种优点。正如孔子所说：**闻过则喜，有则改之，无则加勉**。对于别人的批评，无论好或不好，我们都应该感谢，**因为那是促使我们成长的动力。**

覆水难收，何必忧愁

我在得知自己患了癌症之后，曾经有将近一个月的时间，心情十分低落，思绪杂乱。总是想着自己很快就要与世长辞，不知道我走了之后，还有没有人会记得我呢？总之，就是接受不了这个现实。

那些天，这样的念头一直萦绕在我的脑中，持续了一段时间后，我发现自己更加虚弱了，甚至连说话的力气都没有了。意识到这样下去不行，在一番痛定思痛之后，我看开了，既然事已至此，何不在最后的这些时日过得轻松些。在接受了患癌这个事实之后，我的精气神慢慢地又变好了，由此可见情绪对身体的影响力之大，这是我的切身体会。

下面这个故事跟我的经历很像，虽有点长，但很有借鉴意义：

有一个人在森林中漫游的时候，突然遇见了一只饥饿的老虎。只见老虎大吼一声就扑了上来，他立刻用生平最大的力气和最快的速度逃开，但是老虎紧追不舍，最后将他逼到了断崖边上。他站在悬崖边上想："与其被老虎捉到，活活被咬死，还不如跳下悬崖，说不定还有一线生机。"

于是他纵身跳下悬崖，且非常幸运地卡在一棵长在断崖边的梅树上。正在庆幸的时候，他突然听到从断崖深处传来了巨大的吼声，往崖底望去，原来有一只凶猛的狮子正抬头看着他。狮子的声音使他心颤，但他转念一想："狮子与老虎是相同的猛兽，被哪个吃掉，都是一样的，何必着急呢？"

当他刚放下心，又听见了一阵声音，仔细一看，只见一黑一白的两只老鼠，正用力地咬着梅树的树干。他先是一阵惊慌，但立刻又放下心来，他想："被老鼠咬断树干而跌死，总比被狮子咬死好，还是顺其自然吧。"

当情绪平复下来后，他感到肚子有点饿，看到树上的梅子长得正好，就采了一些吃起来。梅子甘甜可口，他觉得一辈子从没吃过那么好吃的梅子。饱餐一顿之后，他想着："既然迟早都要死，不如在死前好好睡上一觉吧！"于是，他找到一个三角形的树丫，在树上沉沉睡去。

睡醒之后，他发现黑、白老鼠都不见了，老虎、狮子也不见了。他顺着树枝，小心翼翼地攀上悬崖，终于脱离险境。原来，就在他睡着的时候，饥饿的老虎按捺不住，终于大吼一声，跳下悬崖。黑、白老鼠听到老虎的吼声，惊慌逃走了。而跳下悬崖的老虎与崖下的狮子展开了激烈的打斗，双双负伤逃走了。

在我们的生活中，难免遇到一些坎坷，让我们的身心备受折磨。疾病只是一方面，工作、家庭中的难事也很多。它们就像饥饿的老虎，一直追赶着我们，又像凶猛的狮子，一直在悬崖下面等待着我们。这时，你所能做的，就是顺其自然，可能当你接受现实之后，迎接你的却是意想不到的惊喜。

换句话说，在不能改变的事情面前，尝试接受与适应是一种智慧的表现，它可以让我们的人生闪耀出灿烂的光芒。如果你想过得精彩绚丽，就要懂得在需要坚持的时候鼓起勇气，在需要接受的时候毅然接受。

佛说：只有面对现实，你才能超越现实。其实，有时候欣然接受那些无法改变的事情，比起一味地计较，会让你得到的更多。而不能接受现实的人，他的心也不可能随缘而安，终将陷于无尽的纠结之中。

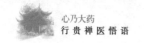
要知道世界不会为你而改变，唯一的方法就是接受现实，改变自己！

尺有所短，寸有所长

我皈依佛门这么多年，有不少人找我诉说过自己的难处，其中有很多都是因为工作上的不顺。每次讲完课之后，他们就会围着我，让我给他们做心灵辅导。经过一番长期的总结后，我发现，在这些人中，由于自己的"缺点"而不能胜任工作的不乏其人。看到别人工作做得好，他们就会想"是不是自己太笨了"，长此以往，只会越来越跟不上节奏。

事实上，不是他们太笨，而是他们不适合这方面的工作。如果换个适合的岗位，他们就能远远地把其他人甩在身后。这就像"乌龟在地上是跑不过兔子的，可在水中，乌龟永远比兔子游得快。"

我记得曾有一幅著名的画，标题是：别想教会驴唱歌。这幅画画的是一个音乐家一边弹着钢琴，一边在起劲地教一头驴唱歌。画中的寓意是十分深刻的：虽然驴干起活来任劳任怨，但如果教驴唱歌，只是枉费力气。其实人也和驴一样，各有长短，要实现人生的价值就要懂得扬长避短。

给大家说段我的经历吧：

刘小姐是一位从大学商学院毕业不久的高才生，她踌躇满志地进入某家私人公司做公关，然而，由于她的性格过于敏感，也不愿跟别人交流，几年工作下来，很多员工都对她有意见，这导致她整天都活在痛苦之中。

有次我讲课结束后，她找到我将自己的情况说了一遍，我对她说了一句话："刘居士，你性格这么敏感，对小细节又这样敏锐，何不考个证，改行做会计或者审计工作呢？"她听了觉得很有道理，后来真的成了一名会计工作者，而且做得很好。这是前段时间，她又一次找我交流时，我所得知的。

总之，凡事都有两面，一个人的缺点，反过来就是他的优点。有句话说得好："**世上没有天生的庸才，只有放错位置的人才。**"只要你懂得把自己放在正确的位置，善用自己的长处，你就可以活得如鱼得水。

佛曰：不要等到有人赞赏你时才相信自己，每个人都有自己的优点和长处。等到别人赞赏之时，恐怕已经太迟了，因为生命属于你只有一次。所以说，尽早找到适合自己的、能发挥自己长处的工作，才是实现人生价值的关键。

为人者终为己

我平时常常听到各种各样的抱怨。这人说"老板让我干这个干那个，累死了"，那人说"领导什么事都派给我，忙死了"，以至于做事时，都是马马虎虎，像完成任务似的。这样一来，往往劳而无功，还得受到批评。这时候，很多人都会抱怨，但是，你知道吗？**你做的每件事都是为自己而做，都是为自己消业，为自己积福。**

给大家说个故事，你们就明白了：

有个老木匠即将退休，老板舍不得他，不想让他走，就告诉他让他再建一座房子再走。老木匠虽嘴上答应，但心里想自己都要退休了，干嘛还得听你的，在盖房时，自然心已不在工作上，用的是差料，出的是粗活。然而，

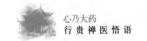

当房子建好时，老板说这就是送给他的退休礼物。老木匠听后既羞愧又后悔，他没想到建的竟是自己的房子，但已经晚了。

其实，做其他事何尝不是如此？你所做的任何事，最终都是让自己受益。比如领导给你多派活儿，让你干得比别人多，其实也是在锻炼你，等到你磨炼得差不多了，定会让你担当重任。你平时做好事，帮人帮到底，看似自己吃了亏，但到最后，福报还是会轮回到你身上。所以说，做任何事，都要想着这是在为自己而做，要做就要做到最好，只有这样，你为自己所积的德才会越来越多。

我们寺中的僧人，平时事也不多，但他们都在尽心尽力地去做，哪怕扫个地，擦个桌子都是一丝不苟。为什么呢？因为他们都懂得这样做是在为自己成佛做准备。

在家庭中，有的人会说："家里所有的活儿都要我一个人干，他们什么也不做，凭什么啊？！"其实，这是没有智慧的表现，因为这是给你创造机会让你消业积福。你的身体虽受了点苦，但换来的是家庭的和睦。你想啊，你多干活儿，家人都会看在眼里，你做得认真，家人更会记在心里，这样矛盾自然就少了，一家人其乐融融，事事顺心，你也是最大的受益者。家庭如此，工作亦如此。这些事都是在让你增长智慧，增长福德，升华自己，没有什么坏事，都是好事。

总之，人这一生，会遇到许许多多的事，更要做许许多多的事。有的事简单，有的事复杂；有的事细小，有的事巨大。其中有一大部分看似在为别人做，其实归根到底是为自己而做，所以我们一定要认真对待，做到最好，要知道，你的辛苦是不会白费的。

害人者终害己

现在的社会充满了竞争，而有些人面对激烈的竞争，选择了错误的行为方式，最终受害的还是自己。看到别人比自己好，就想方设法去搞破坏，看到别人比自己跑得快，就试图去绊倒他。事实上，你做这些都是在浪费时间，别人过得会越来越好，跑得会越来越快，你们之间的距离会越拉越大。

为什么这么说呢？因为，你绊倒别人后，别人会从中吸取教训，积累经验，争取在未来做得更好。可能他们还会对你的所作所为心存感激，因为这样磨炼了他们的心智，增强了他们的能力。

况且，你费尽心思地绊倒别人，只会耽误自己，虚掷光阴，你将因此落后于别人，最终绊倒的只是你自己。

虽说我们学佛之人都淡泊名利，但无形之中还是存在一些竞争的，比如现在的佛家寺院也有不少，但我们都希望光大自己的寺院，那怎么办呢？总不能去败坏人家的声誉，所以我们能做的就是经常交流，相互切磋，然后大家共同提升。

前段时间，我在书上看到这么一则故事：

在一次宴会上，一名作家与一位女士对坐，他出于礼貌说了一声："您真漂亮！"可那位女士却不领情，高傲地说："可惜我无法同样来赞美您！"没料到作家温婉平和地说："那没关系，你可以像我一样，说一句谎话就行了。"那位女士听到后羞愧地低下了头。

这个故事很有道理，若你总想着去攻击别人，那么受伤的总会是你，这

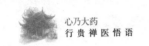
就是所谓的搬起石头砸自己的脚。所以说，不管大家学佛不学佛，不论你从事何种职业，都要切记：**成功不是靠绊倒他人得来的，提升自己才是关键！**

善于倾听的人最有实力

我发现，有很多人有这样的情况：自己说话的时候，都希望别人能够听得进去，而别人讲话的时候，自己则是左耳朵进右耳朵出，完全听不进去。可以说这是众人的通病，而也正是这个通病，会让你的人生道路蜿蜒曲折。

如果你足够细心就会发现，不论是现实中的得道高僧，还是电视中的佛祖、菩萨，他们在跟别人交谈的时候，话都很少。任凭别人如何长篇大论，他们只是一句"阿弥陀佛，善哉善哉"。是他们不善言辞吗？当然不是，他们都是满腹经纶，讲起道理来，可令顽石点头。他们之所以话少，是因为把时间都用来倾听别人诉说了，而这也正是他们能够取得大成就的关键原因。

我曾听一个居士讲过一个故事：

曾经有个小国到中国来，进贡了三个一模一样的金人，把皇帝高兴坏了。可是这小国不厚道，同时出了一道题目：这三个金人哪个最有价值？皇帝想了许多办法，如请来珠宝匠检查，称重量，看做工，都是一模一样的。怎么办呢？使者还等着回去汇报呢。泱泱大国，不会连这点小事都办不到吧？

最后，有一位老大臣说他有办法。于是，皇帝将使者请到大殿，只见老臣胸有成足地拿着三根稻草分别插入三个金人。插入第一个金人耳朵里的稻草从另一边耳朵出来了；插入第二个金人嘴里的稻草从金人的嘴巴里直接掉出来；而插入第三个金人嘴里的稻草进去后直接掉进了金人的肚子，什么响动也没有。据此，老臣说：第三个金人最有价值！

毋庸置疑，答案正确。其实，这个故事中的第三个金人，就如生活中那些善于倾听的人，能够反复琢磨听到的信息，从中总结出更多的经验，让自己受益。

善于倾听的人，才能知己知彼，审时度势，从而少犯错误，少走弯路。在生活中，倾听能使我们的误会变得更少；在工作中，倾听会使团队变得更有效率，气氛更加融洽。

总而言之，最有实力的人，未必是最能说的人，但肯定是最善于听的人。佛祖给我们两只耳朵、一张嘴巴，就是让我们多听少说。可见，善于倾听，你才能离成功越来越近。

满招损，谦受益

一只四处漂泊的老鼠在佛塔顶上安了家，它觉得佛塔里的生活实在是幸福极了，它既可以在各层之间随意穿越，又可以享受到丰富的供品，甚至还享有别人所无法想象的特权。那些不为人知的佛经秘典，它可以随意咀嚼；人们不敢正视的佛像，它可以自由休闲，兴起之时，甚至还可以在佛像头上留些排泄物。

每当善男信女们烧香叩头的时候，看着那令人陶醉的烟气慢慢升起，这只老鼠总是猛抽着鼻子，心中暗笑："可笑的人类，膝盖竟然这样柔软，说跪就跪下了！"

有一天，一只饿极了的野猫闯了进来，它一把将老鼠抓住就要吃掉。"你

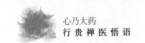
不能吃我！你应该向我跪拜！我代表着佛！"这位高贵的俘虏抗议道。"人们向你跪拜，只是因为你所占的位置，而不是因为你！"野猫说罢，就把老鼠吃了。

这个故事可能你也听过，但你是否认真地思考过，放在自己身上对照过，我想大部分人是没有的，而且说不定你就正在做着"老鼠"那样的事。

现在有很多人，看到别人很尊重他，就洋洋得意，认为自己精英无比、高高在上，殊不知那是因为别人有求于他。不知这些人有没有想过，当他们失势之时别人又会怎样。

曾国藩大家都知道，其家族绵延至今190余年，共出有名望的人才240余人，没有出一个纨绔子弟。为什么呢？全在"勤、孝、俭、仁、恒、谦"六个字，他要求子女"不要有半点官气，不许坐轿，不许唤人添茶，不许斥骂仆佣，不许轻慢邻居，不许仗势欺人。"这些正是曾氏家族兴旺之因。

所以说，大家不要心高气傲。在职场中，别人找你办事，对你以礼相待，你就应当还之以礼，这样，当你需要帮忙时，别人也不会为难你。如果你仗着自己有那么一点权势或者长处，就不把别人当人看，纵然一时威风，终将越走越窄。

佛说："我不入地狱，谁入地狱？"我们也应有这种心态，在得意之时，要懂得谦卑，切不可骄奢，否则你的人生就会如"佛塔上的老鼠"一般。

做人做事切莫浅尝辄止

在古代，书籍特别少，而且多以文言文为主，特别难懂，尤其是佛学著作。

但是，很多学佛之人经过刻苦研读后，都会有很大收获。现在，人们的福报很大，不仅有书籍，还有电视、网络、光盘，等等，比过去的条件不知道优越了多少倍，但是，学佛有大成就的人却少多了。

这是为什么呢？因为现代人空有物质条件，而不知道珍惜，偶有修行之心，但不能坚持，进三步，退两步，到头来自然是一场空。

就拿健康来说，很多人喜欢大鱼大肉，吃饭无酒不欢，时间一长，身体就受不了了，各种疾病也来了，于是只得听从医生的建议，清淡饮食，戒烟限酒。一天，两天……十天，半月，或许可以坚持，身体也开始慢慢恢复了，然后就把医生的话忘一边了，又开始酒肉无忌，这样自然是前功尽弃。

——想一想，你是不是这样？

事实上，坚持也是一种修炼，不能坚持下去的人注定一事无成。

释迦牟尼佛认为，一个人的吉凶祸福、成败荣辱，皆取决于自己努力与否；天堂地狱，皆由己造；若想离苦得乐，只有脚踏实地地去修心养性。

大家都知道司马光砸缸的故事，也知道他是一代大文豪，可却少有人知司马光小时候是个贪玩贪睡的孩子，为此他没少受先生的责罚和同伴的嘲笑，但后来在先生的谆谆教诲下，他决心改掉贪睡的坏毛病。

为了早早起床，他在睡觉前喝了满满一肚子水，结果早上没有被憋醒，却尿了床，于是他就用圆木头做了一个"警枕"，早上一翻身，头滑落在床板上，自然惊醒。从此他天天早早地起床读书，长期坚持不懈，终于完成了《资治通鉴》，成为了一个学识渊博的大文豪。

总而言之，我们要想在自己的领域取得成功，绝不能浅尝辄止，一定要沉浸下去，几十年如一日地坚持，如此方可有成。

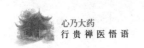

一念天堂，一念地狱

佛家主张行善，但很多事，从表面看，竟然难分善恶。比如，A 国遭遇天灾，国内资源匮乏，导致民不聊生，于是国王率军侵略 B 国，以救本国百姓；B 国人民为保家卫国，只能奋起抵抗。从表面看，双方都在杀戮，都认为自己在为国为民，试问谁善谁恶？

如果仅从表面看，无法辨别到底谁善谁恶，但是，看事情不可以只看表面，而应看当事人的"起心"。要知道，学佛离不得一个心字。A 国遭遇天灾并不能作为他讨伐他国的理由，如果说"遭遇灾祸就可以以善的名义去侵略他国"的话，无异于说"强盗为了吃饭去抢劫也是正当的"。所以在这里，A 国为恶而 B 国为善。

再给大家说个小故事吧：

有一个小沙弥刚学禅不久，总是爱问禅师一些问题。这天，他又来问禅师："师父，您曾说学佛的目的就是要度众生，可如果碰到一个坏人，他已经丧失了人性，失去了做人的资格，那还要超度他吗？"

禅师没有直接作答，只是拿起笔来，在纸上反写了一个"佛"字，然后问小沙弥："这是什么？"小沙弥说："是一个字，只不过写反了。""那它是什么字呢？"禅师紧追不舍。"是一个'佛'字！"小沙弥毫不含糊。

禅师又接着追问："那反写的'佛'字算不算佛字？""不算！"小沙弥坚定地回答。"既然不算，那你为什么又说它是个佛字？""算！"小沙弥马上改口。

"既然算是个字，那你为什么又说它反了呢？"小沙弥愣了一会儿，不知如何作答。

禅师认真地说:"正写是字,反写也是字。你说它是佛字,又说那是反写的,是因为你心里有真正"佛"字的印象。如果你原来就不认识这个字,即使我写反了,你也无法分辨出来,如果只教给你反写的佛字,那么你遇到正写的佛字恐怕就要说是写反了!"小沙弥听罢沉默了,眨巴着眼睛,似有所悟。

事实上,人和那个"佛"字一样,看问题的角度不同,站的立场不同,就会对"善恶"有不同的理解。所以,要知道什么是善,什么是恶,从表面看是不行的。**善恶的关键在于我们的起心动念,只要做任何事都怀着一颗善心、诚心,那么就是对这个世界最好的行善。**

正所谓"一善一切善,一花一世界,一树一菩提",一朵花开了整个世界都会因之而美丽,一个人善良了天下都会因此而平和——愿天下人早日找回那颗内在的至善之心。

总之,我们做任何事之前都要用心想一下,这样做是否问心无愧,如果人人都能这样,天下自然太平。大家都吃得香,睡得好,心安理得,悠游自在,自然百病不侵,身体强健。

玉不琢不成器,人不修不成才

一棵树苗要想长成参天大树,离不开修修剪剪。一个人要想成功,离不开自我反省、及时改正。因为树有很多分叉,影响了成长,人有很多坏习惯,阻碍着成功。

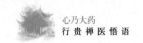

说到坏习惯，无非就是佛教中讲的贪、嗔、痴，它们造作了无边无量的罪恶。现在的很多人，一味贪图享受，妄起贪嗔痴之心，却不知，自作终须自受。其实，佛陀在两千五百多年前就毫无保留地给了我们警示，如果我们仍然一意孤行，最终只能自食其果。

那么，要怎么做才能改掉自己的坏习惯呢？我认为，大家可以先用笔把自己认为不好的习惯或行为写下来，然后放到自己身上一一对照，看自己是否有同样的情况。如果有，请认真想一下自己为什么会有这些习惯？这些习惯的好处在哪里？坏处在哪里？等你想清楚了，你就会发现这些习惯对自己有百害而无一益，只是一种行为惯性而已。这时，你自然就有动力去改正。要是不写下来，恐怕你很快就忘了。

但要注意，当一个人的坏习惯很多或过于顽固时，不能操之过急，要一点一点地改，否则可能欲速而不达。

总之，人的坏习惯有很多种，但没有一种是有益的；不解决掉，它就永远都在那里摆着，永远都会烦着你，缠着你，成为你的绊脚石，影响你的成长；要想尽快走向成功的光明大道，就得尽快改掉自己的坏习惯。

佛说："**诸恶莫作，众善奉行。**"对待坏习惯也一样，只要每天改掉一点点，慢慢地，你的人格就会逐渐完善，自觉众善奉行，自然吉祥如意。

合理分配你的时间

很多人喜欢听我讲课，其中一个很重要的原因，就是因为我能随时说出很多佛学上的警句。曾经有人跟我说："师父，听您讲课就像是在听一段自己喜欢的音乐一样，什么都不再去想了，真舒服。"

我得癌症以前就喜欢讲课，身体康复后也喜欢讲课，但是前后的性质已经不一样了。得癌症以前，我是个非常忙碌的医生，经常满世界跑，出门车接车送，坐飞机有人提前把票买好。现在回想起来，那时候，我真是被名利冲昏了头脑。

后来，我生病躺在床上，动不了了，脑子里就反复出现以前背诵过的经文。记得有一次，我忽然想起普贤菩萨曾说过的一句话：

是日已过，命亦随减，如少水鱼，斯有何乐？

大众当勤精进，如救头燃，但念无常，慎勿放逸。

意思是说：人身难得，中土难生（中土就是中原大地，这句话的深层意思是：做人能够得到正法很难），这一天已经过去，生命也随之减少一日。就像逐渐干涸的水流中的鱼一样，死期将至，还有什么快乐可言呢？所以我们应当如火已烧到头上一般，紧迫地精进修行，时时这样观修无常，切不可懒散放逸啊！

当时我感触非常深，一连好几天，嘴里都不停地重复这句话。我也明白了，为什么有人会成功？有人会健康？而我却躺在病床上？因为在同样的时光里，大家对时间的分配不一样：成功的人将它合理分配，失败的人拿它来做无用功；健康的人把它用于修身养性，多病的人将其耗费在不良的生活习惯上。

想通了这一点后，我明白了自己现在首要的任务就是修身养性，我开始合理地分配自己的时间，每天坚持锻炼，诵经。

后来，随着身体慢慢好转，我又把首要任务放在修身和利他之上，在强身修心之余，再给别人看看病，讲讲课。就这样，我的身体越来越好。

所以，我经常在讲课的时候跟大家说："要工作，要顾家，要健康，能兼得吗？

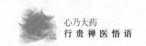

能！只要合理分配自己的时间，不仅能，还能让你越来越好，越来越成功！"

你认识自己吗？

有的人天天上寺里拜佛，却不知道佛是什么？总以为佛就是法力无边，能帮助人实现各种愿望的存在。

——其实大错特错。

佛只是剖解了人生和宇宙真相的法则。也就是说，佛是在帮助你了解你所处的环境，让你更加了解自己。

比如说，春夏秋冬，能改变吗？不能，因为这是自然法则。人从娘胎里一出来，就一天天地长大，到了中年又开始慢慢衰老，生老病死，悲欢离合，这些都是自然法则，无法抗拒。在自然法则面前，唯有去适应它，我们短暂的人生才能快乐。所以，我们怎么能对自己和自己所处的环境都一无所知呢？

所以说，我们要认识自己，了解宇宙，这样才不会困惑，不会烦恼，不会再"处处都是'我'，时时刻刻想着'我'，被'我'字所约束"。从此，才可转迷成悟，离苦得乐，得大自在。

《六祖坛经》里有一句话说得好：佛法在世间，不离世间觉。

佛是什么？是我们没有被迷惑的生命的本原自性，是宇宙的本体。你看阳光，它有分别吗？它会只照耀好人而不照耀坏人吗？

它没有分别，而我们的自性也同样不能有分别！为什么人会生病？就是因为妄想、执着、分别。人如果天天生气，遮盖了自性的光芒，就会导致体内的组织得不到足够的营养，就像植物得不到阳光，身体能好吗？所以，学佛不能向外看，而要向内照，时时观照自己的起心动念，是在找自己的缺点毛病呢？还是在挑别人的缺点毛病呢？

要知道，红尘纷扰，我们要想出淤泥而不染，就要学会管住自己的心，守住自己的六根八识。对此，佛学里有首诗很有借鉴意义：

八个兄弟一个胎，五个出去做买卖。

一个伶俐一痴呆，一个在家把账开。

我给大家解释一下，所谓"八个兄弟一个胎"，意思是指我们身体里住着八个兄弟，分别是佛门中所说的"八识"——眼识、耳识、鼻识、舌识、身识、意识、莫那识、阿赖耶识。

前五识是没有意识的。比如说眼识，我们的眼睛能看到各种各样的东西，就是眼识的功能。注意，眼睛只能看见，而不会分别；如果你在区别这个是书、那个是笔，这已经是意识在起作用了。

意识是第六识，只要前五识中有一识起作用，意识便同时俱起。第七识莫那识（莫那是梵语），也就是我识、我执的意思，就是我心执着的本源。第八识阿赖耶识，是一切善恶种子寄托的所在。

"五个出去做买卖，一个伶俐一痴呆"，是什么意思呢？就是说：凡是眼、耳、鼻、舌、身这五识所能感受到的，第六识"意识"都能区分好坏。

因为有了第六识，所以我们在眼睛往外看时，看到好的，就想索取，看到不好的，就感到厌恶；耳朵听到悦耳的就开心，不悦耳的就烦恼；舌头尝到香的我们就贪吃贪喝；鼻子闻着香的嘴里就馋涎欲滴；身上冷暖合宜我们就会感到舒服。

第六识意识就像人去做买卖一样，光想着把好的占有，坏的抛弃；而第

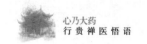

七识莫那识是我执，不区分好坏，你说好我也要，你说不好我也要，所以说"一个伶俐一痴呆"。

所谓"一个在家把账开"，这个兄弟是谁啊？就是第八识阿赖耶识，也就是我们的自性。

这首诗总的意思是说：人们在生活中会因为形形色色的外界刺激而产生各种意识，从而生起得失好恶之心，并在内心深处种上贪执、分别等恶种，而种瓜得瓜种豆得豆，这些账目在将来都得人们自己买单。

——既如此，你干嘛不种上一个善种呢？

大家去寺院的时候都会念"阿弥陀佛"，可你知道吗？如果你见了所有人，都念阿弥陀佛，骂你的时候你一句"阿弥陀佛"，赞你的时候你还是一句"阿弥陀佛"，就能洗刷内心深处的恶种，改种上善种，并在未来收获善果。如此修行下去，终能明心见性，自然不会再被外界左右。

不以物喜，不以己悲

大文豪苏东坡各位都知道吧？就是吟"大江东去，浪淘尽，千古风流人物"的那个诗人。他曾被派遣到江北瓜州任职，居处和他的好朋友佛印禅师所住的金山寺只隔着一条江。有一天，苏东坡坐禅欣然有得，便作了一首偈子来表达他的境界，并且很得意地派书童过江把偈子送给禅师，并嘱咐书童看看禅师是否有什么表扬的话？偈子上说：

稽首天中天，毫光照大千。

八风吹不动，端坐紫金莲。

要说呢，苏东坡不愧是豪放派的，这偈子写得真是不错，汪洋恣肆，豪迈奔放。前两句"稽首天中天，毫光照大千"是说世间没有比佛法更高的了，其光芒照耀着大千世界，我对他顶礼膜拜。后两句是"八风吹不动，端坐紫金莲。"八风是哪八风呢？称、讥、毁、誉、利、衰、苦、乐。八风也叫四顺四逆，就好像是八种境界风，能够吹动人的身心。无论别人赞美我还是挖苦我，都不能让我心动，我就像佛一样，庄严地坐在紫金莲上。

禅师看了以后，拿起笔来，只批了两个字，便让书童带回去。苏东坡以为禅师一定会赞叹自己境界很高，看到书童拿回的回语后，急忙打开一看，只见上面写着"放屁"两字，无名火不禁升起。

于是，他便乘船到江对岸去找禅师论理。船快到金山寺时，佛印禅师早已站在江边等待，苏东坡一见禅师便怒气冲冲地说："禅师，我们是至交道友，你怎么能骂我呢？"

禅师听了呵呵大笑地说："你不是八风吹不动吗？怎么让我一屁就打过江来？"苏东坡听后羞愧不已，无言以对。

苏大学子又在家修炼了一段时间，然后去找老禅师，见到禅师以后，他问："老禅师，你看我像什么？"老禅师说："阿弥陀佛，你像一尊佛啊！"随即老禅师反问："你看我像什么？"苏东坡说："我看你像一堆粪。"

言毕苏东坡非常得意，可算赢了老和尚了。回家以后，他迫不及待地把事情的经过跟苏小妹说了一遍。苏小妹一听，说："你又输了。"苏东坡不解，"我怎么输的？"

苏小妹回答："因为你心想什么，你就是什么。当时你心想的是粪，当然

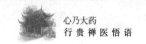

你就是粪了?"

看了上面的故事，大家要明白一个道理，做人不要被别人牵着鼻子走，不要为别人对你的看法所动。如果别人夸你你就高兴，别人奉承你你就得意，别人骂你你就记恨，并且伺机报复，这是不行的。做人要凭自己的心活着，不要被各种外境所困扰——大家懂了吗?

其实，在现实生活中，不如意之事十有八九，如果我们凡事斤斤计较，不能用一种潇洒豁达的心态淡然处之，恐怕只能在心中留下一个个"疙瘩"，滋生无边烦恼，进而影响我们的健康，拖累我们的事业。

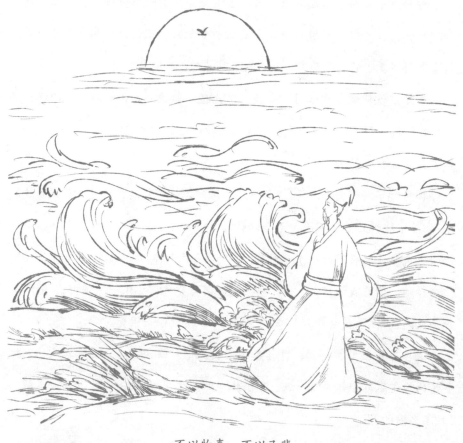

不以物喜，不以己悲

如果大家在日常生活中细心些，就不难发现，当谈论别人的时候，人们往往可以谈笑自如，但是当谈论自己的时候，能谈笑自如的人是非常少的。而这就是心里有"疙瘩"的表现，证明很多人还是太在乎别人对自己的看法，总担心别人笑话自己，可怜自己。却不知，这样一来，只会徒增烦恼，疾病自然接踵而至。

还有很多人，总是喜欢跟别人过不去，看这人不顺眼，看那事不顺心，搞得自己气出一身病，实在可怜可叹！试问尘世间，谁未做过可笑之事，谁又不是可笑之人。宽厚的佛祖，何时讥笑过芸芸众生？而我们，何不以悲悯之心善待众生，接纳万事万物？

我在医院当大夫的时候，病房里病人特别多，有时候我听到病人痛苦地呻吟，感到心烦，就会说："有那么疼吗？你就不能忍忍？"直到后来我生病了，感同身受之下，想到那时候自己的嘴跟刀子似的，这才后悔不已？正所谓"**己所不欲，勿施于人**"，后来，在讲课中，我经常拿这件事举例，而现在，我要把它写出来，警醒大家。

随着我的身体越来越好，一有空闲，我就给人看病，一有时间就给别人讲课，我时刻提醒自己，再也不要犯以前的错误了。

很多人做错了事，生怕别人知道，于是百般遮掩，结果越陷越深，最终无法自拔。历史上，这样的例子很多。大家要知道，"**知错能改，善莫大焉**"，错了就是错了，要勇于承认，不要藏着掖着，更不要害怕别人指责。

只有这样，我们才能做真正的自己，而不是别人眼中的自己。更进一步，若能做到"不以物喜，不以己悲"，我们的心境就不会因外界的是是非非而起波澜，如此烦恼自去，健康、快乐也随之而来。

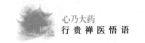

为什么成功之人精气神十足？

"精气神"是生命的原动力，是我们健康的基础、事业的本钱，对人而言，无比珍贵。试问，你们见过哪位成功人士在人前无精打采、唉声叹气的吗？——没有！包括我自己，每次出去讲课都是精神饱满的，我这并不是自夸，只是想说明一件事，精气神的好坏对人的事业成败很重要。

你的精气神好了，外观自然阳光，充满了正能量，别人看见心情也好，说起话来，谈起事情来，自然也就顺利多了。如果你天天跟没吃饭一样，萎靡不振，让人看了就不舒服，谁还有心情和你打交道？

另外，我发现，大部分没有精气神的人，他们的运气也不怎么好，往往处处碰壁。这就应了一句话："念佛多感应佛，鬼都远离，走到哪里都是一片光明正气；贪念多感应鬼，菩萨护法都远离，对什么都怀疑恐惧。"

那么，怎样才能时刻保持充足的精气神呢？首先，最重要的就是在面对别人时，要尽力摆出最好的精神状态。我在病最重的时候，骨瘦如柴，手无缚鸡之力，但是一看到有人来找我，我就立刻强打精神，迎接客人。等人一走，我难受得泪都流出来了，但就是不能在人前示弱，不能把自己的痛苦、烦恼等负面因素带到别人面前。

事实上，大部分情况下，我们提不起精神，是因为我们的身体出了问题。所以，我们要想精神好，还要从根本上调理自己的身体，肾亏补肾，肺虚强肺，使自己带着充足的精气神去待人接物。这样不仅对我们的身心有益，也是在为美好的明天造桥铺路。

我小时候学中医，可不像现在学中医的学生们，他们对中医基础、生理解剖什么的都要学，而我那时候学的可是纯中医，其中背汤头歌是必不可少的。不仅要背，还要烂熟于心。跟着师父学中医时，他随口问你个方剂，你要是不会，十有八九就要挨戒尺了，而我从小就要强，所以把很多东西都硬记在心里。

当时倒没发觉有什么好处，但是等到自己当了大夫后，一看见病人的症状，对应的方剂自动就在脑中浮现出来。我才发觉，无形中师父留给了我一笔能让我终身受益的宝藏。

小时候仅仅是背方剂，到了当大夫以后用得多了，我才慢慢发现，有很多方剂在名字上有很多相似之处。比如说，很多方剂都是以"三"开头的，如三白膏、三白粉、三黑汤、三黑粥等，顾名思义，这些方子都是由三味药组成，且颜色比较相近。后来，我就以此进行总结，因为这样记东西的时候，更好记一些。

数字"三"，在佛教中有着特殊的意义，佛教中将"佛""法""僧"称为"三宝"，将"经""律""论"称为"三藏"，把领悟佛教真谛称为"得三昧"，并认为人有三业，业有三报，就连人世间的生死轮回也处在三种境界之内。

禅医里也有很多与"三"有关的方剂。在这一章，我专门把"三"列出来，也是有原因的。首先是简单实用，这一章里的方子，大多只有三味药，事实上，由三味药组成的中药方子非常多，这里我选出来的，都是经过实践证明有效的。

其次，利于总结归类。如果把每种方药比喻成手掌上的细纹，那么经过总结归类之后，这些方剂就是一双手，握起来就能当拳头用。我相信，大家在看完这一章之后，对这些方子的印象也会异常深刻。

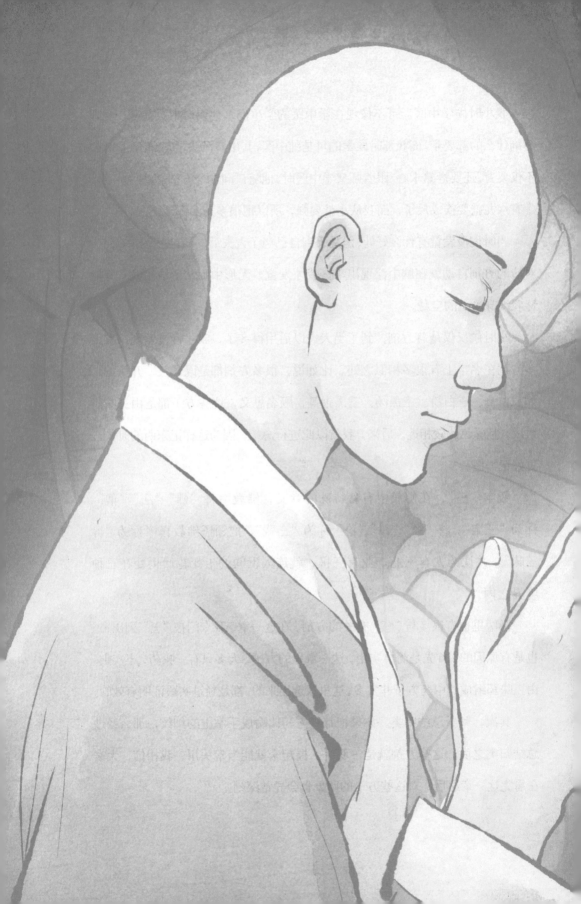

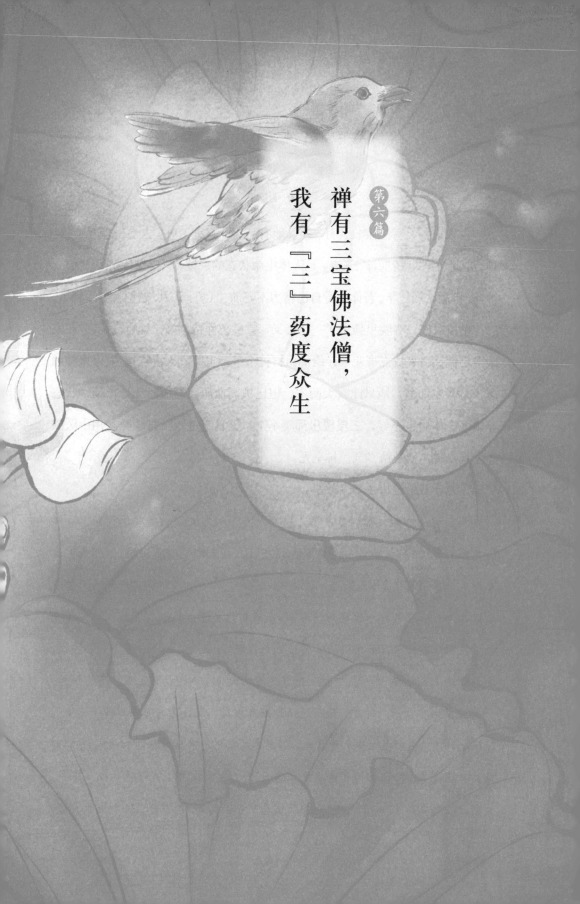

第六篇

禅有三宝佛法僧，
我有『三』药度众生

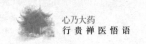

一碗三白饭，俱补精气神

古人说：天有三宝日、月、星，地有三宝水、火、风，人有三宝精、气、神。由此可见，"精气神"三者，是人体生命状态的关键，只要保持精足、气充、神全，自然祛病延年。若你感觉自己精力不充沛、气短、乏力，恐怕就要注意了。

前段时间，寺院里新来了一个义工，家庭条件特别好，她自己说，"在家闲得心慌，出来找点事儿做，给佛祖打打下手，也给家人祈点福。"慢慢接触多了，我才知道，她只比我大两岁，但已被高血压、高血脂缠身，精神状态非常差，体质也不好，三层楼房都爬不上，整日吃过饭就打瞌睡。用中医的养生观点讲，就是精、气、神全无。

于是，我给她讲了一个故事：

北宋有一个大文豪叫苏东坡，一天，苏东坡与文友刘贡父闲谈时，洋洋得意地自夸："我与弟弟当年在家乡读书时，每天都吃'三白饭'，那味道真是鲜美极了，我不相信人间还有比这更好吃的'八珍'！"刘贡父好奇地问："三白饭是哪三白呀？比八珍还好吃？"苏东坡卖起关子，请刘贡父猜测。刘猜测了半天都猜不出来，苏东坡这才笑嘻嘻地说："一撮盐、一碟白萝卜、一碗饭，这不就是'三白饭'吗？"刘贡父听了，恍然大悟，不由拍掌大笑，连连说妙。

过了一些日子，刘贡父派人送请帖给苏东坡，说是要请苏东坡吃"皛饭"。苏东坡搞不清楚"皛饭"是什么饭，百思不得其解，最后只好对家里人说："刘贡父书读得多，知识渊博，请我吃'皛饭'，一定有出处！我得去见识一下！"等到他去刘贡父家中一看，只见桌上摆着盐、萝卜、米饭三样，这才恍然大悟，原来是刘贡父把"三白饭"变了个花样，称之为"皛饭"，而"皛"字正是由三个"白"组合而成的。此时正当中午，苏东坡腹中饥饿，明知道上了兄弟的当，也只得狼吞虎咽地把桌上的饭菜吃得所剩无几。

可这"亏"是不能白吃的，苏东坡一边吃饭一边就想，怎么来收拾一下刘贡父，可一直没有想到好的法子，眼看天色已晚，只得郁闷地告别刘贡父，走到门口时，苏东坡灵光一闪，计上心来，回头笑嘻嘻地对送他的刘贡父说："请先生明天中午过来吃饭，我家新请了一个厨子，手艺高超，我将以最好吃的'毳饭'款待先生！"刘贡父听了有些困惑，怕被苏东坡戏弄，但又不知"毳饭"是什么饭，可想想苏东坡确实是个美食家，他这么说，肯定有好吃的，便答应到苏东坡家品尝。

第二天，刘贡父来到苏东坡家，坐在客厅里和主人高谈阔论起来。不知不觉，过了午餐时间，刘贡父腹中唱起了"空城计"，便要求苏东坡开饭。苏东坡说："等一会儿！还有朋友要来！"又吹了一会儿牛，刘贡父先后催了3次开饭，苏东坡只是笑笑说："再等一会儿！"刘贡父这时饿得受不了，直叫起来："苏东坡，朋友怎么还没有来？我快要饿死了！"这时，苏东坡才慢悠悠地笑道："盐也毛，萝卜也毛，饭也毛，这不是'毳饭'又是什么呀！"

原来，按苏东坡四川老家方言，"没"字读音为"毛"，三样东西都没有，所以戏称为"毳饭"，以此和老朋友开了一个玩笑。等到刘贡父弄清楚"毳饭"的意思后，苏东坡这才命人备饭款待老友。

这个义工听了哈哈大笑，笑完了她也明白了，说："师父，您是不是让我也天天吃三白饭啊？"

我点了点头，然后说："大米性味甘平，有补中益气，益精强志的功效，你看汉字'精'旁边不就是一个'米'字嘛；而白萝卜呢，则可以增强机体

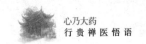

免疫力，促进消化，帮助胃肠蠕动，促进新陈代谢，最重要的是补气；食盐则是饮食中不可缺少的调味品，咸入肾脏，激发肾气，而肾中元气是维持生命的原动力，所以人吃了盐才会有劲。

所以，别小看这一碗食材简单的三白饭，它可是精、气、神全补呀。《千金要方》中说："饮食当令节俭，若贪味伤多，老人脾胃皮薄，多则不消"。因此，人老了，大鱼大肉什么的最好少吃为妙，还是多吃点三白饭吧。做饭的时候，不用过度拘泥三种食材的比例，按照自己的口味做就可以了。

一个月后，她见到我说，她的身体比以前轻了，也比以前更有劲了。三个月以后，她已经跟刚来寺院做义工时判若两人。

多喝三白粥，清心又除烦

很多人不明白，为什么出家人整天吃斋饭，没一点儿油水，可身体素质却一点儿也不差，反倒是那些整天鱼肉不断的人，反而把身体给吃垮了。我所在的古禅寺，位于始祖山脚下，很多人到寺院里进完香以后，都会爬一爬始祖山，但是大都会气喘吁吁，要歇上好几次才能到达这个不足千米高的山顶，反而是我和寺里的小师父们，每天都要上上下下好几趟，照样面不红心不跳。我们的体力之所以这么充沛，其实跟每天三顿不离粥有很大关系。

食粥可以补力气，关于此，还有个美丽的传说：

相传，释迦牟尼成佛之前，曾遇见一位牧羊女子，女子见佛祖苦行多年，饿得骨瘦如柴，便送他乳糜（梵语中粥的意思）食用。佛祖吃了乳糜后恢复了体力，端坐在菩提树下入定，终于得道成佛。

曾有位老先生，向我寻求治病的法子。他是一位阴虚火旺体质的人，经常口渴烦躁，小便少且色黄，骨蒸潮热，心烦少寐，特别是天气炎热的时候，他汗出如雨，就跟坐在桑拿房里一样。另外，因为他心脾有热，所以消化系统也不怎么好，一吃油腻干燥的食物就消化不良，肚子发胀。

当时我就让他每天早晨和晚上坚持服用大米熬的粥，因为大米通脾胃，养阴润燥，除烦渴，利小便。再加上些许利水渗湿的白茯苓和清暑湿的白扁豆，效果非常好。另外，加入白茯苓后，这碗粥不但可以滋阴除烦，调和脾胃，还可以宁心安神，美容养颜。在《神农本草经》中，把茯苓列为上品，认为有"久服安魂养神，不饥延年"的作用。

他坚持一个月后，前来向我表示感谢，说自己身体状态大大好转，心情舒畅了许多，不像以前那么急躁易怒了，消化不良的老毛病也好了，脸上也滋润了许多。去医院检查，发现各项指标都有所改善，对此，连他的主治大夫都很吃惊。

这道粥是我以前在翻阅医书的时候看到的，因为所用食材的颜色都是白色的，故名"三白粥"。我当时感觉此粥非常不错，就随手记了下来，后来我向很多人推荐过，反映都不错。具体做法如下：

白茯苓20克，白扁豆60克，大米100克。

先用武火煮熟，然后用文火熬40分钟，即可食用。

药王菩萨说："欲生人天常受乐，应当以粥施众僧"。所以我在此建议大家，要常吃三白粥，此粥可以使人容光焕发，延年益寿，除饥消渴，非常适合阴虚体质的人食用。米粥是佛祖给众生的恩赐，希望大家在今后的生活实践中慢慢体会，懂得珍惜。

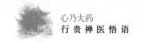

常敷三白膏，美容又养颜

　　爱美之心人皆有之，我也曾经历过青春少女的岁月，对此深有体会。五年前，寺里来了一位义工，是位女商人，才四十三岁，不知在尘世因何事受挫，执意要剃度出家。我婉拒了她，因为她的孩子才七岁，她的丈夫更是背着她恳求我，说话的时候连眼泪都流出来了。

　　但是我不能彻底拒绝她，因为我害怕她再跑到别的地方去，到那时如果找不到人，我的罪过可就大了。于是我采取了一个缓冲的办法，先让她在寺院里当三个月的义工。可能是水土不服，可能是气候干燥，也可能是心理原因，她来了才三个月，脸上就长了很多色斑。后来她上早课的时候经常迟到，脸上还用了很多化妆品，我一眼就看出来了。

　　我是个大夫，一看到人有病就着急。于是，我就到附近的草药店里花了几块钱，买了 60 克白茯苓、30 克白芷、30 克白及，并让药店的人用他们的粉碎机给打成粉末，回来之后放在一个小罐子里，加点蜂蜜拌匀，然后又加了几滴牛奶，防止过分黏腻。

　　做好之后我把药交给那个女义工，告诉她，每天晚上临睡前，用清水把脸洗干净，用这个药敷脸三五分钟后再洗掉，比用化妆品去遮盖管用。

　　一个月过去了，这位女义工的心情没有来的时候那么压抑了，偶尔还接接电话。又过了约二十天，她就守不住寺里的清规了，手机不停地响，一天光电话就要接上几十次。我觉得是时候找她谈谈话了，于是，我坐在大雄宝殿的佛像前，派人将其唤至跟前。我微笑着对她说："你脸上的斑也好得差不多了吧?"她点了点头。

我又接着说，其实人生就像脸上起斑一样，遇到问题就得勇敢面对，光用化妆品去遮掩，遮得了一时遮不了一世。有一个问题，就有一个解决的办法。

这个女商人还是非常聪明的，她说："师父，我明白了，在寺里住这三个月，我的心情好多了，很多问题也想明白了。我得回去了，最近想孩子想得厉害，生意上也有很多事得我回去处理。"

我听了很高兴，救人一命胜造七级浮屠啊! 她好了，她的家庭就幸福了，她的员工就不会失业了，员工的家庭也就有保障了。救一个人等于造福了几十个家庭，这是件多大的功德啊!

我们又聊了一些闲话，她忍不住问我那个祛斑的方子，我就告诉她，这叫"三白膏"，茯苓、白芷、白及这三种药都有祛斑增白的作用，特别是白茯苓，《红楼梦》中就曾提到过每天吃碾碎的白茯苓末可以使肌肤水嫩有光泽。

她听后非常高兴，说道："师父你真厉害，医病又医心!"

常备三白散，蚊虫不上前

诗曰:

> 一钵千家饭，孤身万里游。
>
> 青目睹人少，问路白云头。

出家人喜欢云游四方，是为了与千家万户结善缘，了尘缘，参破大千世界。

现在咱老百姓都富了，出去旅游的也多了。我年轻的时候，有一次在夏天，单位放公休假，我去南方游玩，没想到被蚊虫喜欢上了，到了山林里的第二天，腿上就痒，挠几下就起疙瘩。我当时那个后悔啊，就别提了。因为《敕修百丈清规》中就说过："将入丛林，先办道具。"可见佛陀的话，不听就要受罪啊！

可我的犟劲儿上来了，心想，自己是个大夫，还能出现这问题？回来之后我就翻书查典，最后在一本中医皮肤病学简编上找到了一个外用方子，叫三白散，做起来非常简单。

煅石膏 31 克，轻粉（炒）3 克，冰片 1.5 克。

共研细末后装起来，涂抹肌肤患处即可。

此方可以治疗慢性湿疹、蚊虫咬伤后皮肤瘙痒、局部溃疡，等等。当时我就把这三味药给抓了出来，研成粉混合均匀后放在一个小瓶子里。

当年秋天，我又一次出行，就把三白散给带在身上了。碰到有蚊虫叮咬的地方，我就拿出来往手心里倒一点，再加上几滴水，双手一搓，然后抹上，这一次，皮肤瘙痒起疙瘩的情况再也没有出现。

后来我当大夫期间，还碰到几个患者，因为居住之所比较潮湿，患上了荨麻疹，发作时剧痒难忍，挠破之后就开始溃烂化脓，我把三白散的方子教给了他们，同样也起到了很好的效果。

煅石膏、轻粉、冰片这三味药在中药店里很容易买到，价格也不贵，都具有生肌敛疮、除菌杀毒的作用。如果您喜欢旅游，或者经常出差，完全可以自己制作一点三白散，用个小瓶子装起来随身携带，比花露水什么的都管用。

一勺三白汤，远离更年期

董女士是我的一个老朋友，以前经常上寺院来上香，做义工，等等，两年前她跟我告别说，要上苏州儿子那儿住了。去年春节前她又来寺里了，友人重逢，我们都非常高兴。坐在一起聊天，我就问她到苏州玩得怎么样。

董女士说："甭提了，过不下去了才回来的。老是跟儿媳妇斗嘴，还经常浑身发热，烦躁。这次回老家来待几天，过完年还过去。"

我问她："儿媳妇怎么了？"

董女士嘟嘟囔囔说了一大堆，又是说人家懒，又说人家心眼小。

我当时一句话也没接她，等她说完了，我说："那该你受气。"

她听了接受不了，就问："师父，你这话说得没道理，凭啥叫该我受气？"

我告诉她："凡事都有因果，你过去欠人家的，现在该还了，受人家一点气咋了？现在你要不还，以后还得受气。以后你跟你儿媳妇在一起时，就想着你是来给她还债的，就行了。""那我要是还不完呢？"她问。

"不可能！人情债，还起来可快了，说完就完了。"我说。

董女士听完我的话后，说："那我试试吧，哦，对了，您说我整天心烦、失眠是怎么回事？"

我知道她这是更年期的征兆，她跟儿媳妇吵架，十有八九也是因她而起，这样的情况我见得太多了，脱口而出："你这是人到中年，气血不和，虚烦内

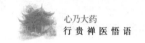

扰，服一剂三白汤即可。"

三白汤最早出自明代的《医学入门》，具体如下：

白芍、白术、白茯苓各5克，甘草2.5克。

水煎，每日分三次温服。

此方可用于治疗虚烦发热。因为人体是一个阴阳平衡的整体，皮肤、筋脉、骨髓等全靠阴津滋养。女人一到更年期就会出现虚烦内热、夜不能寐、盗汗、失眠的毛病，其根本原因就是气血失养，脏腑失调。

三白汤中的白芍味酸性凉，可以养血柔肝，敛阴收汗；白术可以固表止汗；白茯苓可以补益气血；三者合用不但可以调和气血，调理五脏，久服还有美容的效果。很多妇女到了更年期，脸上的皱纹就迅速堆积，皮肤也开始萎黄，如果服用三白汤不但可以打扫心里的垃圾，还能打扫皮肤上的垃圾。

我叮嘱她，到了苏州那边，这个小方子要天天服，早晚两次也行，熬好后当茶喝也行。

到了来年三月，董女士打电话过来，说："师父，您说得太好了，我一看到儿媳妇，就想到这是在还过去的债，没想到俺俩现在关系好多了，另外，我的烦躁、失眠也没有了。"

上面说的这个董女士，因为有更年期综合征，情绪不稳，容易烦躁，其实家庭的一切不和谐因素皆因她而起。但是，如果我直接说"所有的责任都在你身上"之类的话，她肯定接受不了，所以，我采取了上文所述的办法，效果确实不错。

如果您或您的家人、朋友有类似的问题，不妨想想"这都是我过去欠的债"，这样一来，你们的情绪一定会稳定下来，家庭也会和睦很多。

菩萨赐我三黑粥，两眼视物似金灯

眼睛是智慧之门、灵魂之窗，人皆凭此明辨物像，增长知识。修道之人靠眼睛研读佛法，阅历大千世界。修行的层次高了，不但肉眼光明，心眼也会打开，能参透万法因缘。所以，眼睛对佛家之人非常重要。菩萨专门赐予了《眼明经》，让弟子们日日念诵。

朱女士前些日子患了眼疾，看什么都隔着一层纱，还经常看见有"小星星"在眼前打转。她来找我求治，我和病魔打交道这么久了，一听便知道她这是由于肝肾亏虚、气血不能上行营养双目所致。

于是，我就推荐她吃 "三黑粥"。所谓三黑粥，其实就是用黑芝麻、黑豆、黑米熬成的，因为三者皆是黑色的，所以熬出来的粥也是黑乎乎的。具体做法如下：

先将黑芝麻、黑豆炒一下，磨成粉，黑米淘洗干净；先用中火熬至米熟，然后加入黑芝麻、黑豆，煮至米烂、黑豆粉熟即可食用。

中医讲黑色入肾，肝开窍于目而本于肾。芝麻味甘性平，益阴润燥。黑豆味甘性温，有补肾滋阴、补血明目之功效。这份简单的三黑粥可以通血脉，润肌肤，滋补肝肾，益气明目，非常适合因肝肾亏虚而引起视力减退、视物不清的患者食用。

朱女士连着两个星期，每日早晚都吃三黑粥，眼睛又恢复了光泽，看东西的时候也变得清清楚楚了。所以，大家千万别小瞧了三黑粥，而且，它另有妙用，健脑聪耳效果也非常好。

我以前有个朋友，62 岁了，整天健忘，丢三落四的，耳朵还特别不好使，

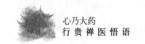

经常闹笑话。他平时特别喜欢打麻将，但由于听力不好，还经常感觉耳朵里有蝉在叫，所以别人打出来的牌他经常听错，而且经常打错牌，所以每次打完麻将他都一肚子气。后来他喝了一段时间三黑粥，耳鸣的问题没了，也不再健忘了。

中医讲，肝肾同源，尤其是老年人，上了年纪以后肝肾功能退化，不能保证身体各项功能的正常运转，这时候最好用三黑粥补一补，更何况这道粥吃起来也是香甜可口。

一碗三黄汤，通便又祛火

有些人动不动就脸上起痘，口舌生疮，却不明所以。其实，这都是身体中的"火"在作祟。

姚先生是个菜农，整天外出卖菜，经常来寺里进香，有时候还送些新鲜的蔬菜。他长得精瘦精瘦的，上周送完菜专门抽出时间找我看病。他说："我这个人经常便秘，憋着难受不说，嘴里还有异味，感觉黏腻不爽，而且三天两头上火。"他还伸出舌头让我看，只见他舌头上长出来的火疖子又红又大，说明已经长出来好几天了，他问我有什么根治的办法没有。

我告诉他："你这不是什么大问题，就是身体内火邪太盛了，清清火就可以了。"

但具体怎么清呢？我用的是泻心三黄汤，此方来源于《千金翼方》，具体如下：

大黄、黄连、黄芩各9克。

加两碗水煎煮至一碗以后，把药汁倒出来，再注药渣里加两碗水煮成一碗。

然后混在一起分三次服用，早中晚各一次。

姚先生按照这个办法，只吃了两剂，第二天早上便顺利排出了大便，随后没几天，他舌头上的火疖子不见了，身上也没有燥热的感觉了。

泻心三黄汤之所以去火效果这么好，跟方中"三黄"的药性有很大关系。大黄、黄连、黄芩都属于苦寒之药，苦能泻下，寒能降火，大黄还有通便的作用，大便一通，火自然跟着下去了。此方对治疗身体内火热亢盛引起的尿黄便秘、口舌生疮、目赤肿痛、牙龈肿痛、心烦口渴等症状非常有效。

咱们平日里经常吃的三黄片，其实也是基于这个泻心三黄汤改良而成。如果嫌熬中药比较费事，也可以去药店买一些三黄片吃。

小儿丹毒莫着急，菩萨自有锦囊计

有一年秋天的下午，由于门诊上病人太多，我看到最后一个病人的时候都已经七点多了。当我脱掉白大褂，换上便装，正准备下班时，突然进来一位母亲，她抱着孩子说："大夫，孩子发高烧了，求你给看看吧！"

治病是十万火急的事，尤其是当我看到那位母亲怀里的孩子在襁褓里包着，估计不到一岁，更是耽误不得。我赶紧从那位母亲怀里接过孩子，给他检查。摸摸额头，估计应该在39℃左右，是高烧。再看脸上、脖子、腿上，出现有边界清晰、鲜红成片的红斑，我当即诊断，这是丹毒。

小儿丹毒这个病名，出自《千金要方》。书中明确指出：此病多由胎毒或热毒侵袭而致。一岁以下婴儿易患，且病情较危重。欲发之时，先身热，

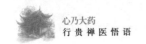
哭叫不安，继而皮肤发红，状如涂丹，由小渐大，游走不定。治宜清热，解毒。

我先叮嘱那位母亲不用着急，然后给开了两个处方，一个是西药，是用来退烧的；一个是中药方：

生地黄3克，生蒲黄1.5克，牛黄3克，冰片0.15克。

我把处方给那位母亲，并叮嘱她："西药拿到后，先给孩子吃，把烧退下来再说；高烧的时间不能太长，要不然容易引起抽搐。"等中药拿过来以后，我把诊室里的捣药罐拿出来，用捣药杵把药捣成粉，交给那位母亲，然后说："回家后和蜂蜜一起调成糊糊状，糊在孩子的患处。如果孩子烧没退，明天早晨再来看看。如果烧退了，就等三天后来复查。"

这个方子叫"三黄膏"，是《疡医大全》里的一个方子。生地黄清热凉血效果奇佳，是方中的君药。《本草汇言》中说："生地黄，为补肾要药，益阴上品，故凉血补血有功。"蒲黄凉血止血为臣；牛黄凉肝息风，清热解毒为佐；冰片通诸窍，散郁火，能缓小儿热惊风，是使药。四味药各有各的职责，短小精干，且是外涂的方子，非常适合婴幼儿使用。

三天以后，那位母亲又抱着孩子来了，孩子已经不发烧了，丹毒也好了大半。我说："小孩子乃纯阳之体，生命力特别旺盛，生病了不用着急，病来得快，去得也快。"

心静自消白癜风

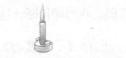

民间有句俗话，叫生儿容易养儿难，有些病亦如此，治表容易，断根太难。

宋先生得了白癜风，脸部和脖子上长出许多大小不一的白色斑块，不痛不痒但影响美观。他各地寻医诊治，但病情总是反反复复，迁延难愈，这让他内心十分焦虑。

后来，他多方打听后找到了我。他一进门便滔滔不绝地讲他的病，说他发病前是怎样，这几年都去了什么医院，吃了哪些药物，等等。看得出来，他有一肚子苦水，这个病真的把他折磨得够呛。我也不接话，他直到说累了，才问我："您看我脸上的病是不是很严重，能不能治好？"

我装作不解，说道："施主，我未曾看见你脸上的病呀？"

他急忙拉低自己的衣领说："您看看，就是这里，这些白色的斑块都是白癜风，师父您怎么会说看不到呢？"

我问他患处有何感觉。他说不疼也不痒。我笑了笑说："既然这些斑块既不疼又不痒，怎么会是病呢？"

他有些哑口无言，但想了想又说："它长在脸上，太影响我的形象了，我出门都不敢见人，总感觉别人看我的眼光不一样。"

我点点头说："你看，你自己都说了，你脸上没病，而是心中有结。西方有科学家发现，人体每平方英寸体表面积平均寄生着 3200 万个细菌，据此推算，人体上共寄生着 1000 亿个细菌。由于人体与细菌之间，细菌与细菌之间存在着微妙的关系，而且人体皮肤是一道天然的防线，所以在正常情况下并不表现出病害症状。健康的成年人每小时可脱落 60 万个坏死上皮细胞，据此推算，每年将丧失重达 0.68 千克的皮肤。我给你开个方子，你照着抹，然后就想着'我的全身有 1000 亿个细菌在跟我一起战斗，每小时皮肤上就有 60 万个不好的细胞脱落。我的病怎么能不好'？"

徐先生一听，劲头马上被鼓起来了。他说："师父，听你这么一说，我相

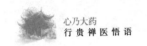

信我一定能治好白癜风！"

此方来源于《杂病源流犀烛》，名叫"三黄散"。具体如下：

雄黄、硫黄各15克，黄丹、天南星、枯矾、密陀僧各9克。

用的时候，先把诸药研成粉，以姜汁擦患处，再用姜片蘸药擦。涂过药的地方会渐渐发黑，次日再擦，黑处散去则愈。

一月后，徐先生再次进寺找我，说他的白癜风已经好了。半年以后，他又来找我，高兴地说，白癜风再也没有犯过，他也再没有想过这事儿。

其实，白癜风并不是很难治愈的疾病，古方中治疗此病的方药也很多，但为什么到现代却成了挥之不去的顽固性疾病呢？其实，这跟患者的心理有很大关系。中医认为，情志内伤、肝气郁结是此病的根本病机，但情志上的事情是难以用药物解决的，特别是有些人，非常在意自己的形象，一旦得了这个病，心情自然是一落千丈，而忧虑、恐惧、悲观等不良情绪都会影响神经功能，让此病反复发作。

佛说：人生在世，如身处荆棘之中，心不动，身不动，不动则不伤；如心动，则身动，伤其身，痛其骨，于是体会到世间诸般痛苦。所以，要想治好白癜风，第一件事便是远离"放不下"之苦，保持乐观舒畅的心态。

一壶三红茶，减肥又降压

徐先生今年四十岁，因为患高血压找我看病。他说，自己的高压

150mmHg，低压 95mmHg。我问他吃过啥药没？他拿出来两盒药，还说这是德国进口的，国内没有，但效果不是很好。我一看，对盒子上的外文也不懂，就跟他说："把这个药停下吧，药贵不一定就合适你！"

我当时又拿血压计给他测量了血压，结果是 155/95 mmHg，就告诉他："严格意义上来说不能定性为高血压，只能说是临界高血压，也叫边缘型高血压。"他听了很高兴，长吁了一口气，说不是高血压就好。我很无奈，当时就说："你知道什么叫边缘、临界吗？"

他说："那谁不知道，就是快成高血压了嘛。"

我回答："大错特错，啥叫边缘？就是已经到悬崖边上了，再往前走就掉下去了，你现在就站在悬崖边上，得悬崖勒马，知道吗？你一定要对此引起注意，一旦得了高血压，慢慢地就会损害你的心、脑、肾，到不了六十岁，心衰、脑梗、肾病就都来了。"

我给他开的方子是"三红茶"：

藏红花 5 克，红枣和山楂各 10 克。

每天先用清水把这三种药材洗干净，然后用它们泡水喝。

他听了我的建议，一个多月后，他的收缩压和舒张压分别比以前下降了10 个单位，而且还比以前瘦了几斤。这也难怪，藏红花和山楂除了有降血压的作用，还有活血祛瘀、消脂减肥的功效。

现在，我们成了朋友，他说自己现在每天都要泡一壶三红茶，无论是外出工作还是旅游都要带上。

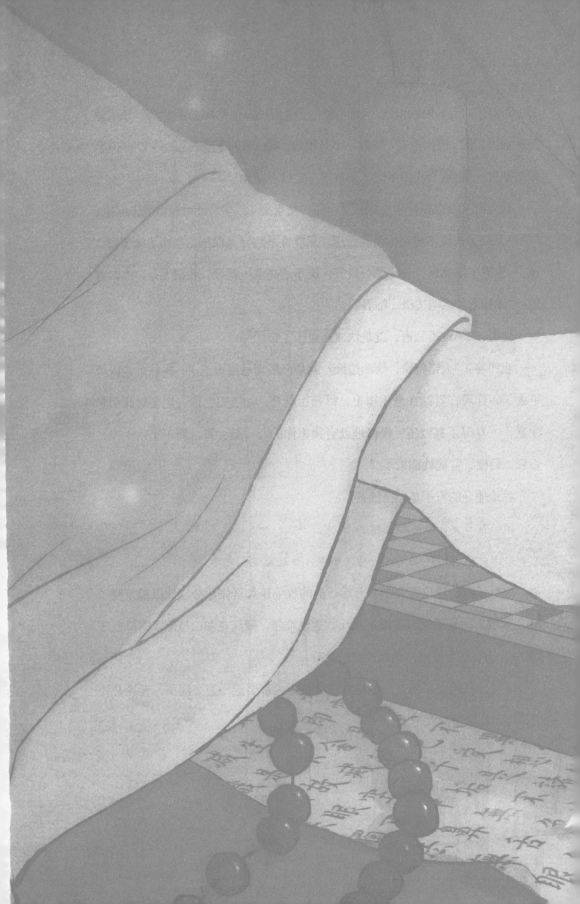

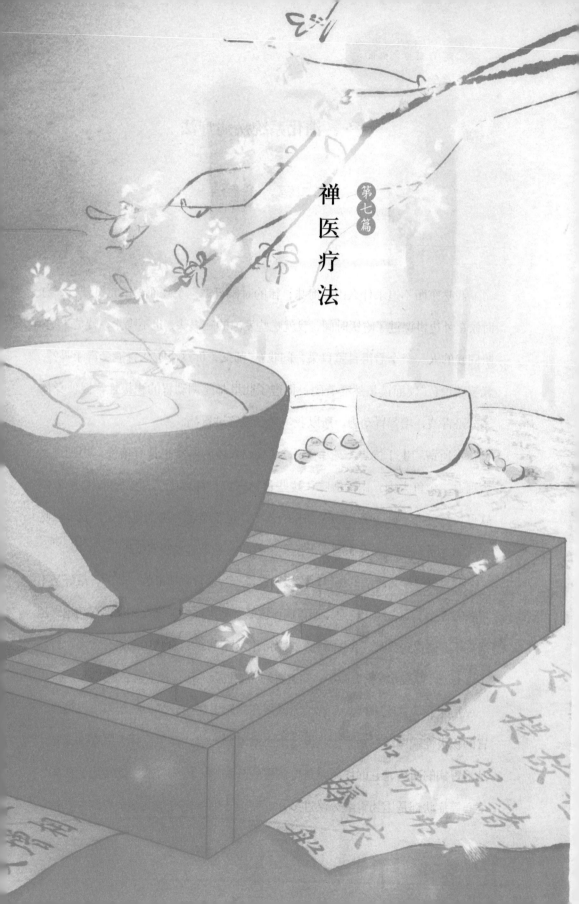

第七篇

禅医疗法

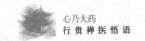
一、消化系统疾病疗法

少享点口福，多存点健康

我吃东西不追求什么山珍海味，饿的时候只需一个硬面馍馍充饥就行。有时候在外边讲课过了吃饭时间，我就吃些发凉的硬馒头，也不喝水，就是干吃，陪同我的人一个个看得目瞪口呆，问我："师父，你这个吃法胃能受得了吗？"我笑着说："硬面馍虽然嚼着硬，但进了肚里却能调动胃的积极性，促使身体多分泌胃液，增强胃动力。所以我一辈子没害过胃病。"

正所谓"生于忧患，死于安乐"。我们人体的器官也具有惰性，用则进，废则退。大鱼大肉、山珍海味，这些食物在古代都属于"膏粱厚味"，吃着酥软可口，可进了肚子里，肠胃也开始怠工，也不辛苦分泌消化液了，就等着吃现成的。所以呀，天天在酒桌上摸爬滚打的人是最容易得胃病的。

我见过一个害胃病的施主，吃饭讲究得不行，食物要酥的、软的，最好是不用嚼能直接下咽。如此待遇，那胃病可该好了吧！谁知道恰恰相反，胃病越来越严重了。他找到我时，我告诉他，食物消化要靠胃液，食物中的水分太多，胃就不思上进，胃液分泌就会减少，随之胃的功能也会退化，胃病就会越来越严重。

后来我教他吃干馒头，若怕凉就放在烤箱里烤一分钟，吃起来嘎巴溜脆，胃的积极性就调动起来了。我说这个大家不要不信，奥美拉唑大家都知道吧，是治胃病的西药，它的作用就是抑制胃酸分泌的，因为胃病中的疼痛、泛酸、烧心等症状都是因为胃酸分泌过多，而硬馍干则能把胃里的多余胃酸中和掉，两者效果是一样的。所以，老胃病患者要多吃硬馍馍，还要在嘴里多嚼一会儿，让津液充分分泌，慢慢消化。记住，少享点口福，就能多存点健康。

细嚼硬禅馍，胜过灵芝草

10年前，有次我到美国去，因为我有早起的习惯，所以起床后天还未亮。我不想麻烦别人为我准备早餐，就想随便找些食物凑合。正巧我的行囊中有一个禅饼，其实就是馒头，于是我将这个硬馒头拿出来，慢慢咀嚼，每一口馒头都要嚼几十下，然后再喝上几口白开水。就这样，当天上午我一点儿都不饿。

我心中窃喜，本来是为了不给别人添麻烦，没想到无意中找到了一个非常好的养生之道，细细品味，这其中的好处太多了。

首先，嚼硬馒头，每一口嚼的次数会达到几十次，这会使口腔中的唾液分泌旺盛。中医说唾液是什么？是"金津玉液"啊！如果一个人口腔中分泌的唾液多了，就跟口袋里的钱多了一样。中医有"津血同源"的说法，津多了，就会生血，从而使人气血旺盛。

其次，嚼硬馒头还可以固齿。中国古代还有一种锻炼方法叫"叩齿三十六"，意思是说每天叩齿三十六次，可以让牙齿牢固。中医讲，齿为肾之余，所以，固齿就是在补肾。

最后，脾胃为后天之本，硬馒头被嚼得多了，就易消化，从而滋养脾胃，脾胃好了，消化吸收能力就强，人怎么能不健康呢？

7年前，有个老人有牙齿松动的毛病，我把这个方法告诉他，让他坚持锻炼。他现在已经75岁了，满口牙齿仍然健在，人也非常健康。由此可见，

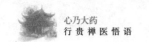

此法虽简，功效却是不凡，只要你有耐心、恒心，一定可以从中得益，大家切不可轻视。

洋葱苦瓜消胃胀

佛经里讲，人是有"苦根"的，所以苦是我们与生俱来，逃无所逃。细细数来，人生共有八苦，即：生苦、老苦、病苦、死苦、爱别离苦、怨憎会苦、求不得苦、五阴炽盛苦。

人们都不愿受苦，但是却无法回避，因为人生无常，并不以我们的意愿为转移，而天道好还，故有**物极则反**、**苦尽甘来**之说。所以，我们必须学会适应苦，在苦中磨砺自己，唯有这样才能积福消灾。如果一味沉溺口腹之欲，平时不愿意吃苦，到头来只会身染重病，届时一样逃不掉医药之苦。

例如，病从口入人皆知，但口福人人愿享，谁都想天天吃香的喝辣的，有几个人能抵挡得住美食的诱惑？如此奢欲无度，你不生病谁生病？

有很多人慕名找我看病，有一次来了个大款，说自己胃不好，还有胆囊炎，肚子胀，嘴里苦。我问他平时吃饭咋样，他说以前胃口特别好，喝酒还特别厉害，但现在不行了，吃不下饭。

我说，那当然了，你现在吃不下饭是因为以前吃得太多了。

那人听了眼睛睁得大大的，一头雾水。

我解释道："很简单，你吃得太多了，把胃都撑大了，所以就需要胆汁这种苦的东西去消化你吃下去的那些咸的、香的东西。你嘴里发苦，还患有胆囊炎，正是因为胆汁分泌得太多了。另外，你晚上应酬多，喝酒多，喝醉了就会一觉睡到大天亮。早晨身体照样分泌胆汁，可你却不吃早饭，胆汁分泌出来没地方去，能不刺激胃吗？你能吃得下去饭吗？能不嘴里苦吗？"

我当时告诉他，吃点"难吃的"，胃胀、胆囊炎就都好了，而且好得很彻底，比啥药都管用。

方法也很简单，如果您不持佛戒的话可以试试：

把洋葱、苦瓜洗干净后，在清水里泡上三四分钟，捞出来后就可以吃了。

苦瓜本身味苦，有降血糖的作用。但是苦瓜性凉，如果长时间吃，容易伤脾胃，所以再配上洋葱。洋葱具有发散风寒的作用，还能刺激胃、肠及消化腺分泌，增进食欲，促进消化，能够帮助消除胃胀。把洋葱和苦瓜搭配起来，每天吃饭的时候吃一些，少吃或不吃大鱼大肉。他坚持了一个月，胃就不胀了，胆囊炎也好了。

人参莲子汤，补气益脾功效强

消化道系统的疾病有很多，包括食道、胃、结肠、直肠等部位的病变。其发病率高，并且原因比较特殊，会严重影响到人的进食。人是铁，饭是钢，人要是不吃饭，那就没法给身体补充营养，根本就没有抵抗疾病的力量。

我以前当医生的时候，曾碰到过一个食道癌病人，因为呕吐到医院检查，结果被查出是食道癌，整个人都瘫在那里了，当时就住院了。我去查房的时候，他整个人非常憔悴，那种神态，说得好听点，是失魂落魄，说得难听点，是离死不远。

我当时就问："你来的时候怎么来的？"他说："走来的。"我说："那你现

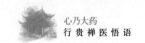

在怎么瘫在这儿了？既然有力气走路，病就没你想得那么重。"

经我一番劝导，他总算恢复了一些神气。我叮嘱他按时用药，然后又把人参莲子汤的煎服方法告诉他的家人。此后他每天积极锻炼，按时吃饭，整个人精神恢复得特别好。后来他竟然把整个病房的癌症病人都带动起来了。那些癌症病人有力气的，就出去锻炼，没力气的，也在病房里聊天。我后来查房的时候很吃惊，因为病房里一片欢声笑语，根本不像是癌症病房。此后，这个食道癌病人抗癌成功，每年我都能见到他来复查。

下面把补气益脾的"人参莲子汤"介绍给大家。如果有消化道系统疾病的朋友，可以试试。

人参 10 克，莲子 10 枚，枸杞 10 克，冰糖 30 克。

先把药物洗干净，用清水浸泡 2 个小时后，放在火上用小火煲上 1 个小时。

然后吃莲子、枸杞，喝汤，一定要注意，人参的补气作用较强，千万不要吃掉。

这个方子里，人参除了补气外，还有很多好处。《神农本草经》中说，人参有"补五脏，安精神，定魂魄，止惊悸，除邪气，明目开心益智"的功效。枸杞有补虚益精的作用。在这里用上莲子，是因为它有补脾的作用，事实上，莲子不仅可以健脾，对整个消化道都非常有好处。整个方子益气，健脾，补肾，有扶正固本的作用，主要是可以让人吃得下饭。能吃得下饭了，身体各个器官的功能就可以维持运转，就有力气来抵抗疾病了。

核桃扁豆泥，专治肠道易激综合证

肠道易激综合征在中医上属于"腹痛""泄泻""便秘"的范畴。最常见的就是左下腹疼痛，有些人会出现便秘或腹泻，粪便里会有大量的黏液。如果摸左下腹的时候，不小心触碰到痉挛的结肠，会导致疼痛加重。

在肠道易激综合征中最常见的情况就是血瘀肠络，在西医上就叫肠痉挛。发作的时候病人会感觉到腹胀腹痛，大便干结，排便次数增多，量少而细，外附黏液，其舌苔紫薄，明显有血瘀阻络之兆。

此病偶尔发作，有些人疼一会儿就过去了，也有些人到医院紧急处理一下就可以了。但是有些人不一样，经常会突然出现左下腹疼痛。以前我碰到过一个小病号叫凡凡，十岁，经常说左下腹疼痛，到医院就输液消炎，时间长了体质越来越差，左下腹疼痛反而越来越频繁。凡凡的舅妈跟我相识多年，知道此事后问我怎么办。

我说："好办！做一道核桃扁豆泥，孩子喜欢吃又治病。"其舅妈照办后，小凡凡只吃了一星期，就不再喊肚子疼了。我让凡凡的舅妈转告其母，再让孩子吃上一个月。后来听凡凡的妈妈说，孩子的胃调过来了，吃饭也香了，他们一家都很感激我。

此方简单价廉，却功效非凡，居家过日子不可不知，下面我就把核桃扁豆泥的具体做法介绍一下：

扁豆150克，剥皮取豆，加水至能淹没豆子，然后放在蒸笼上蒸两个小时，取出来后把水控出，捣成泥状。

再取黑芝麻10克炒香，研末。把锅刷净后，放在火上烧热，倒上素油30克，油热以后倒入扁豆泥翻炒至水分将尽，放50克白糖再炒到不沾锅底。

最后再倒入50克素油、黑芝麻末、白糖50克、研碎的核桃仁10克，混合翻炒一两分钟即可。

这个方子特别适合得了肠道易激综合征的中年及青少年，因为它不仅可

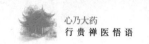

以健脾胃，利肠道，活气血，里面的核桃、芝麻等还有补肾益精的作用。长时间吃，可以调理脾胃，治疗肠痉挛，最重要的是还可以养神益智，对学习、工作也非常有帮助。

肠道易激综合征的起因除了血瘀肠络外，还有肝郁脾虚。由于现代社会工作压力较大，这类患者也越来越多。

当肝郁脾虚导致肠道易激综合征的时候，可以用下方治疗：

厚朴12克，五味子12克，石榴皮12克，乌梅3枚，鸡内金9克，黄芪12克。水煎，每日分三次服用。

此方温中健脾，安神补气，往往服用三两剂后疾病就可大大好转。

胃病不可只治胃，肝脾问题皆须防

二十多年前，有个人找我看病，他说："老毛病了，胃疼，也看过好几个大夫，但一直看不好。"我先问他是不是餐后一小时疼的次数多一些？他想了想，摇了摇头。我又问他："是不是跟情绪有关？"他想了想，点头说好像有关。

我为什么要这样问呢？因为很多不良情绪都会让人吃不下饭，最终引起胃病。比如，肝主怒，故而发怒之人会气得吃不下饭；脾主思，想事儿太多也容易导致吃不下饭。胃疼常见于两种证型，一是脾阳不振，二是肝胃不和。他得病既然跟情绪有关，那肯定是肝胃不和了。

中医说，肝应木，脾属土。大家想一想，在大自然中，树要想长大，就得不断吸收土地中的营养，这时候土的功能就会被削弱。也就是说，肝木会克脾土。当然了，正常情况下肝木是不会克脾土的，但是当肝火过旺的时候，它就会克制脾土。这时候，如果有的人本身脾胃就比较虚弱，就容易出现胃疼、胃胀，并且痛及两胁，甚至出现泛酸、嗳气、口苦、心烦等，也就是说，除了有胃疼外，还会伴有肝气郁结之证。

于是，我把"嘘"字诀和"呼"字诀的锻炼方法告诉了他，并叮嘱他"嘘"可以疏肝解郁，"呼"可以健脾养胃，让他回去后用此法每种口型各练习6次以上。一周后，他回来复诊，说胃疼已经好了。

至于患有胃炎、胃溃疡等的病人，如果去做胃镜检查，往往会发现胃黏膜上有灰白色或脓样黏液，或者糜烂和出血，或者溃疡。这类人多表现为脾胃虚寒之象（所谓脾阳不振，其实就是脾阳虚，跟脾胃虚寒差不多），多会表现为胃里隐痛，喜欢吃热饭，用力按胃的部位会感觉比较舒服，四肢不温等。

对于治疗脾胃虚寒引起的胃疼，我以前在少林寺的时候，学到一个很简单但是非常有效的方法。

干姜10克，胡椒10粒。

晒干后捣碎，研成末。每天早晚用开水冲服。

这个方子健胃祛寒，功效卓著。当时喝完，就会感觉到胃里暖暖的，像有个小火炉似的。

如果您平时没有胃痛，但是仅仅感觉到胃寒，可以把上面这个方子减到一半的量，每天饮用，对胃寒效果也非常好。

还有一种胃疼患者，虽然比例少一些，但是也需要说一下，这就是阴虚胃热型。这类人也会感觉到胃疼，但由于是阴虚体质，所以还会有口干、烧心（胃里呈烧灼感疼痛）等症状。这时候，可以用百合粥来缓解，具体如下：

百合60克，糯米100克。

煮成粥，根据自己的口味加点冰糖，每天早晚各服一次。

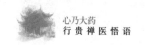
此方可以养胃清热，对阴虚胃热效果也非常好。

便秘不难治，无毒一身轻

便秘虽然常见，但其实只是一种症状，具体病因很多，所以它的病根不好找，不好明确诊断。如果一定要等到明确诊断才能治病，那等于把疾病复杂化了，所以现代医学治疗便秘比较麻烦。而中医，就是对证治疗，简单有效。

我自从医以来，诊治的病人有几十万人次。其中便秘的病人也有几千之多。对付便秘，我常从四个方面来分型。

（1）热邪壅结

此病成因往往与忙碌、着急、上火等有关。病人除了便秘外，还会有一些热症表现，比如身热、口渴、烦躁、舌红苔黄等。

以前有个病人，我对他的印象非常深刻。那是个 28 岁的小伙子，人非常能干。他结婚后就来看病，说自己从结婚前两天就开始便秘，三四天一次，大便非常干。我问他原因，小伙子说："我爸爸妈妈都是农民，我结婚是在城里办的，结婚前装修房子，结婚时订酒店，找婚车，选司仪等，什么事都得自己来，可能是太劳累的缘故。"

我一看他的舌苔，舌红苔黄，典型的热邪壅结之证。当时我给他开的是三仁汤，这是我从少林寺学来的，具体如下：

海松子（红松的种子）30 克（去皮），桃仁 20 克（去皮去尖），郁李仁 10 克（去皮）。

把它们放在一起捣烂，加水煮上 10 分钟，然后过滤后取汁，再加用 30 克粳米煮粥，空腹食用。

在这个方子里，海松子养阴滑肠，桃仁通便助消化，郁李仁润燥利水下气，如此润、通、下三管齐下，共奏清热通便之效。

那个小伙子食用当天，大便就通畅了，肚子不鼓了，感觉舒服多了。

（2）食滞气阻

食滞气阻，是指食物积滞在肠道导致气阻肠道，不能排便。病人大多表现为腹部胀满，嗳气，泛酸，嘴里还会有腐臭之气，此时注意观看，若病人舌红苔腻，可以用下方治疗：

生大黄9克，枳实9克，白术10克。

用水煎10分钟就可以了，切记不要煎太久。早晚喝一小碗。

（3）阴虚血少

还有一类人身体比较差，经常感觉到心慌、失眠、多梦，这是阴虚血少、虚火上炎之故。中医讲，血为气之母，血少的时候人容易气虚，胃肠就没有足够的动力推动食物下行，也容易出现便秘。这时候可用下方治疗：

火麻仁15克（打碎），玄参15克，生地黄20克，麦冬10克，黄芪15克，当归15克，瓜蒌10克。

用水煎服，可以起到补血、滋阴、行气、通便的作用。

（4）阳虚寒凝

有些便秘是脾肾阳虚型的。中医讲"虚则寒，寒则凝"，当脾肾阳虚的时候，就像太阳没有出来，不能温暖大地，导致大地霜冻、河流结冰一般，其实人体亦是这个道理。由于脾肾阳虚，这类人大多面色苍白无光，唇淡，吃得少，精气神儿差，舌淡苔白。这时候，您可以试试下面这个方子：

肉苁蓉15克，用纱布包好，加入100克粳米放在水中煎煮，粥好以后，每天食用即可。

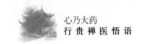
中医讲，肉苁蓉可以温肾补阳，润肠通便，对于治疗阳虚便秘、四肢不温、腰膝冷痛等都有很好的效果。

我在行医期间，曾经发现一个穴位，通便效果特别好，我就把它起名为通便穴。这个穴位很好找，在肚脐旁开 3 寸（此处之"寸"为"同身寸"，即以自身为准，除拇指外，四指并列，横穿中指中节横纹的线段长度即 3 寸）的地方，左右各一个。便秘如果比较轻的话，在通便穴各揉 3 分钟，就能让大便顺利排出。如果便秘稍重一些，就可以按照上面的分型，选择适合自己的治疗方法。

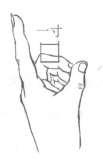
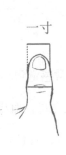
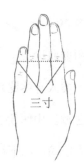

针灸取穴同身寸

腹泻非小事，中药"泻立停"

刘先生经人介绍来找我看病，一聊起天，37 岁的大男人眼圈都红了，本该是奋斗的年龄，可是他却待业在家，且已经失业好几次了。他说："师父，您知道吗？我这一切都是让拉肚子闹的。"

刘先生说："我 22 岁就拿到 A2 的驾照了，可以开大货车。以前货车司机挺挣钱的，2000 年的时候，我一个月工资都已经四五千了。头几年没少挣钱，日子过得也不错。但是自从 5 年前开始，我得了慢性腹泻，经常拉肚子，且无法控制，有一次甚至在开车时就拉到了裤子上，从那时候起我就开不了车了。后来，我还到饭店干过，还做过小生意，但都因为天天拉肚子，最终一事无成。现在我天天在家，靠老婆养活，真跟个废人差不多。"

唉——每一个病人的背后都有一个辛酸的故事。听到这里我顿生悲悯之心。于是，我开始给这个人进行诊断。只见他形体消瘦，面色苍白，眼睑下垂，脊背微弓；探其手心温度，比我要凉很多；观其舌，舌体胖大、舌苔薄白。这明显是脾肾阳虚引起的慢性腹泻。中医讲，肾主固摄，脾主运化，当人脾肾阳虚的时候就容易引起运化失常，固摄作用减弱，从而出现腹泻。

我让他回去，每天练习剑指站桩（见二一一页）20 ～ 30 分钟。这个方法重在补气调理体质。然后练"吹"字诀 6 次以上，逆时针摩腹，搓腰，搓涌泉穴各 36 次，这都是为了补肾阳。最后，从外向里揉按天枢穴 36 次，天枢穴是大肠的募穴，为治腹泻的首选穴，它很好找，肚脐旁 2 寸（以自身拇指中节横纹的宽度为 1 寸，见一九四页）的地方就是，左右各一个。

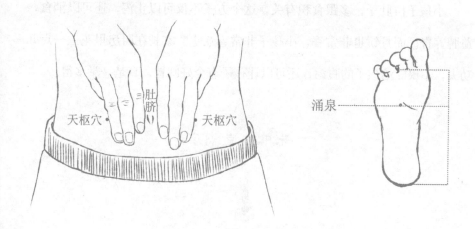

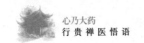

没开一分钱的药，半个月后，刘先生大便已经恢复正常，一天1～2次了。

除了脾肾阳虚型腹泻外，还有一种单纯的脾胃虚弱型腹泻。由于脾胃虚弱，吃到胃里的食物没有经过很好的消化吸收，直接从肠道里排出来了。对此，有个少林寺的禅医方，非常简单也非常有效。

取榛子仁适量，放在锅里炒黄，然后研成细粉，装在瓶子里。每次取一汤匙，用两个大枣、一碗水，熬取小半碗水，用大枣汤冲服即可。

榛子仁有健脾胃、益力气的作用，大枣汤在这里是个很好的药引子，因为大枣本身也有健脾胃的作用，而且它还可以通九窍，助十二经，帮助药物吸收。

除了大人外，小孩子也特别容易因为脾胃虚弱而出现腹泻。王中举老师有一个非常好的治腹泻的方，非常受家长欢迎。这个方子名为"健脾饼"，具体如下：

白术30克，干姜6克，用纱布包好，与红枣250克一起煮上1小时。这时候，白术、干姜的药性都浸透到红枣中了。然后把红枣捞出来，压成肉泥去核，把鸡内金15克研成细粉，共同倒入500克面粉中，加水和面。最后用小火烙成薄饼，经常让孩子食用。

小孩子拉肚子，多跟食积有关，这个方子不仅可以止泻，还可以消食，益脾养胃。而且饼也非常香，小孩子非常喜欢吃。家长在厨房里花上一点儿功夫，不仅能治孩子的腹泻，还可以让孩子有个好脾胃，真是一举多得。

一味单方克痢疾

现在，咱们都比较讲究卫生，家家都能洗热水澡，都能用上自来水。但是我小时候就不一样了，那时候生活条件比较差，大家也都比较贫穷。我少年时在少林寺，附近群山环绕，风景如画，美中不足的是食物比较匮乏，很多人都喝生水，在山里看到个野果，在衣服上擦擦就吃了。所以，很多人因为饮食不洁得了痢疾，这都跟细菌感染有关。

寺院附近的乡里乡亲患病后，会到少林寺找禅医进行治疗。那时候寺院里治细菌性痢疾的方法非常简单，就是取些像红薯一样的白蔹，晒干研末，取一勺让百姓用水送服，一天服两次，很多人第二天就好了。

后来我到医院上班，也用这种方法给病人治疗急性痢疾，效果大多非常好。后来我有一次在看一本中医杂志的时候，发现有人把白蔹研成粉后，装成胶囊，每粒差不多就是 0.3 克的样子，然后让病人每次服用 6 粒，一日两次。

我觉得这种服药方式非常好，吃起来非常简便，保存起来也非常方便。后来，我专门做了一个统计，发现仅仅这一个单方，治疗急性痢疾的有效率可以达到惊人的 96.55%。

除了急性痢疾外，还有很多人得的是慢性痢疾。

相对于急性痢疾来说，慢性痢疾的病因就复杂多了。我在门诊上见的也很多，但是最常见的有"虚寒痢""休息痢"和"阴虚痢"三种类型。

（1）虚寒痢

这类病人大多久痢不愈，病情时轻时重。病人大多还会伴有肚子痛、腰酸、手脚发凉、面黄体瘦、疲倦、吃饭少，甚至脱肛等症。对此，有一道食疗方，坚持吃一段时间，就可以慢慢改善过来。

取鲜白扁豆花 100 克（用沸水烫过），胡椒 7 粒（油炸碾末）。可以根据自己的口味加点鸡蛋或者其他蔬菜，但是基本要与白扁豆花等重。然后加点调料做成馅。烫白扁豆花的水不要倒掉，放凉后可以用它来和面，这也是"原汤化

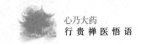

原食"。平时可以用这种面来包饺子、馄饨、包子等，每天吃上一次，坚持吃。

白扁豆花的作用非常大，不仅可以暖脾胃，还可以利三焦；胡椒入胃经和大肠经，温中散寒。按照上面这个食疗方坚持吃一段时间，脾胃调好了，痢疾也就好了。

(2) 休息痢

这种痢疾也不容易好，往往迁延难愈、发作无常。在受凉、劳累、饮食不注意时，比较容易发作。这时候，可以试试下面这个食疗方子。

把100克苋菜洗净，切成段，锅里放热油，下苋炒熟，根据自己的口味加点葱、盐、酱油等调料。取1头大蒜捣成蒜泥，拌入苋菜后加点香油即可。

休息痢不是经常发作，在发作时可以用上面的方法一天吃上三次，很快痢疾就止住了。苋菜是一种野菜，咱们国家到处都是，尤其是夏季容易发生痢疾的时节，也正是它长得最嫩的时候，吃起来口感也非常好。这道食疗方之所以可以治休息痢，是因为苋菜本身就具有止泻的作用。

(3) 阴虚痢

这类痢疾也是迁延不愈，病人的大便大多呈现赤白色，有时候还会有脓血。当然，由于是阴虚，所以还会有很多热症，比如五心烦热、腹痛口干、舌红苔少等。

这时候，可以试试如下食疗方：

到野地里找鲜马齿苋200克，如果到药店买干品的话，50克就可以了。先把马齿苋洗净，放在水里煮上十几分钟，捞出，然后放入绿豆100克，待绿豆被煮开花后服用，一天三次。

很多人喜欢出去旅游，但是美中不足的是，到了一个地方后容易水土不服。要想避免这种情况，您可以在临出门旅游前，先把马齿苋熬水喝上两三天，就可以预防急性痢疾、肠炎等。我以前经常出远门，也经常用这种方法，所以我很少染上痢疾。

二、骨关节疾病疗法

养好腿脚人不老

很多人听了我的年龄，都很吃惊，说我至少比实际年龄小二十岁。你知道这中间的秘密吗？告诉您吧！这全是保养腿脚之功。俗话说：树老根先枯，人老腿先衰。从我们出生到离世，腿每时每刻都在工作，随着年龄的增加，如果不注意保护，自然而然就"年久失修"了。

随着科学的发展，我们的代步工具越来越多，上下班、出去玩都依赖汽车，真正动腿的时间越来越少，这样一来，腿部的力量就会慢慢下降。所以，有些人会发现，稍走点远路腿就酸困得抬不起来，爬个山什么的更是有心无力。我们通过很多资料都可以了解到，古时候的人腿脚都很好，有使不完的劲，为什么呢？因为他们没有太多的代步工具，顶多骑骑马，赶赶驴，大部分路程都是用双腿来完成的。

很多人觉得少林寺的硬气功很厉害，为什么？就是因为武僧们非常注重练双腿，只要双腿练扎实了，人往那一站，顶天立地；走起路来，虎虎生风。

所以，大家要想身体好，一定要把腿养好。

首先就是要注意保暖，千万别让腿部受凉，平时要常用热水泡泡脚。有些年轻人，自以为身体倍儿棒，大冬天里刮着寒风下着雪，他只穿一条薄裤子，看起来"风度翩翩",这就是所谓的"只讲风度,不讲温度",死要面子活受罪。到老了,就有苦受了。

另外,要多运动,多晒太阳,没事的时候,不要总待在室内,可以迎着阳光出去走走,在陶冶身心的同时还可以强腿。如果把身体比作一台机器,那么腿就是提供动力的马达,马达都不灵了,机器自然老化、运转不良。

总而言之,照顾好双腿,你就会发现自己比同龄人看起来年轻得多。

补好中气腿不麻

我在六十多岁的时候,不知不觉出现了腿麻的症状,既不能走远路,也不能坐太久,要不然两腿就发麻,没劲儿。刚开始我以为是血虚造成的,因为我得过癌症,做过化疗后,身体比较虚弱是很正常的。好在自己就是大夫,那就调治吧。我比较喜欢食补,而腿麻是一种慢性病,那就慢慢调治吧。

于是,我开始选用一些补血的药物服用,如阿胶,我选的都是山东东阿的道地药材。我所在的寺院古禅寺,在始祖山脚下,这里还种有很多何首乌,都已经长了几十年了,我也将其挖出来熬粥喝。

但是,很快我就发现了一个问题,越补血,腿麻的症状越严重。

意识到问题的严重性后,我开始认真思考这个问题。有天我在寺院里打坐的时候,忽然灵光一现,我知道,是自己弄错了。

其实我不是血虚,而是"中气不足"。这是中医的术语,是根据"天人合一"的思想创造出来的。当一个人站立的时候,所有的器官都会受地心引力影响而向下垂。如果这个人的内脏肌肉开始松弛,承托力不够的话,像胃部、子宫等肌肉较厚的器官，就会有下坠的倾向。这种情形，中医谓之"中气不足"。而当人中气不足的时候，气血下陷，人就会出现腿麻、浑身没劲儿等症状。

想清楚后，又经过一番挑选，我选用了厥麻为自己治病。

为什么选厥麻呢？这还得从其俗名说起。《西游记》里孙悟空偷吃人参果的故事家喻户晓，大家可能认为这不过是个故事，其实，现实中还真有人参果——这就是厥麻。厥麻有两大作用，第一是补气血，第二是健脾胃，是补益中气的良药。

于是，我到药店买了一些炮制好的厥麻根，每天早晨抓上一小把，约30克，再加上20克糯米熬粥，用厥麻熬出来的粥是甜甜的味道，不像一些中药，苦得让人难以接受。

我每天早晚熬粥喝，不到两个星期，腿麻就好多了。

如果有的老年人感觉浑身没劲儿、走不远，或有胃下垂、子宫脱垂等症，都可以用厥麻来调治。

"前倨后恭"治腰突

前倨后恭是一个成语，说的是古代的大战略家苏秦周游列国，向各国国君阐述自己的政治主张，但没人欣赏他。他回到家时穿着旧衣破鞋，家人见他如此落魄，都不给他好脸色，苏秦的嫂子不仅不给他做饭，还狠狠训斥了他一顿。后来，苏秦再次周游列国，说服了当时的"齐、楚、燕、韩、赵、魏"合纵抗秦，一下子就当上了六国的丞相。苏秦衣锦还乡后，他的亲人一改往日的态度，都"四拜自跪而谢"，其嫂更是"蛇行匍匐"。面对此景，苏秦对

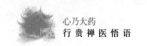

嫂子说："为何前倨而后恭？"所以，后世就用这个成语形容一个人非常势利眼。

但是您知道吗？现在很多人患有腰椎间盘突出，用"前倨后恭"法就可以治好。方法很简单：

站立后全身放松，双手握拳，把大拇指压在食指和中指上。向前弯腰约30°，弯腰的同时，左手叩丹田，然后右手叩腰眼。接着，慢慢地让身体后仰，注意双腿不要弯曲，在后仰的同时甩动双臂，让右手叩丹田，再让左手叩腰眼（腰眼就在你向身后自然甩拳时碰到的地方）。要注意，不是左右手同时叩，而是有个先后顺序，左手一下右手一下，轮流叩击。

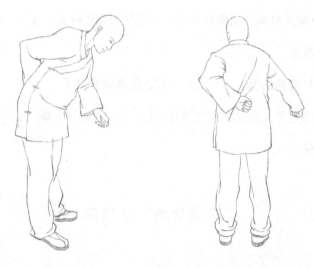

这个方法您如果试一试的话，会发现锻炼起来非常舒服。每天不用太多，一两百次就可以了，贵在坚持。

行气利湿暖腰腿

我所在的寺院，每天除了会来很多香客外，也有很多人是慕名前来找我求医的。

曾有一个农民来找我，说自己得了个怪病，从腰开始往下，一直到脚，越来越凉，晚上盖了两床被子还是不管用，秋天的时候就需要用上热水袋了。

他还告诉我，他去了很多医院，做了很多检查，什么肾功能检查、腰部CT，等等，光这就花了好几千块，但是大夫也说不清是什么原因。后来他听村里一个烧香的说我医术很高，才来找我求治。

说完之后，他说出了自己的担心："师父，我会不会残废啊？"

我仔细看了看他的检查单，五脏功能俱佳，血管弹性也非常好，高血压、高血脂、高血糖都没有。于是我告诉他："你的身体没什么问题，但是人老腿先老，你这是下肢气行不畅，导致气血瘀滞，运行缓慢，带到下肢的能量就比较少，所以才会出现腰以下发凉的现象。没什么大问题，你尽管放宽心好了！"

于是我给他开了个方子：

炒白术 120 克，生薏苡仁 90 克，杜仲 30 克。

先用清水泡上 1 小时左右，然后加上 4 碗水，大火烧开后换成小火再熬上 20 分钟。把药渣倒掉，分早晚两次喝完，也可以找个茶瓶装起来，当茶饮用，一天内喝完。

我这个方子里，炒白术的主要作用是补气；薏苡仁主要是利湿，像颈肩腰腿风挛痹痛、阴天时关节痛都会用到它；杜仲在这里有两大作用，第一是行气，第二是补肝肾、强筋骨。

大约过了三个星期，正逢初一，这位农民又来到我的寺院里，见到我后他说："师父，我的腿脚都不凉了，真是太谢谢您了。"

其实，此人腰以下凉除了跟下肢气血不和有关，还与肾脏功能减退有很大关系。这也很正常，他毕竟五十多了嘛，自然规律谁也躲不过。但是，我们可以延缓五脏六腑衰退的过程，而这正是长寿之本。

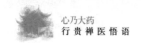

蛇形游走舒筋骨

现在很多人欠锻炼，一年都活动不了几次，所以偶尔去打个网球，做个集体活动就浑身疼，用老百姓的话说，骨头就像散了架子一样，哪一块儿都不舒服，很多天都缓不过来。还有很多中老年人，出现浑身酸痛，或者游走性疼痛（也叫窜痛），也是整天饱受折磨。这时，就可以练练蛇形功，以舒展筋骨。

小杨是个记者，快过年的时候社里组织交谊舞比赛。领导的意图很明显，从事记者这个行业每天都要接触很多人，也要参加很多社交活动，如果连交谊舞都不会，会显得很落后，尤其是社里的年轻同志，一定要学一学。小杨学了两天，其实每天也就是下午一个多小时，他就受不了了，晚上睡觉感觉每个关节都跟受了刑似的，又像是蚂蚁在咬。第二天正好他采访我关于捐助希望小学的事，当得知我也是医生的时候，就向我问了这个问题。

我说，我从小习武，进行的同样是全身锻炼，但根本就没有遇到过这样的问题。他很好奇，问我为什么。

我回答："很多人觉得习武就只是练动作，其实没那么简单，比如少林寺的功夫，还配有调气的口诀，练武时的饮食注意，在练过武术后，还有一些缓解的方法，这是一个很系统的东西。"

"那在练武过后该怎样锻炼呢？"小杨问。

我说："那你练练蛇行功吧！"

蛇行功很简单，听听名字就知道，就是身体像蛇一样游动。具体做法如下：

身体朝着太阳或月亮的方向（这叫取日月之精华）站定，两脚并拢，双腿并拢，双手贴在裤缝上。站的时候不要太僵，全身放松，做的时候头向前伸，随着头的前伸开始耸肩，身体开始呈现S形，然后头恢复原位，就这样一下一下，就像蛇的身体在游动一样。练完后，你会发现全身的每一处关节都很舒服，就像给每个关节都加了润滑油似的。

小杨把我的话记了下来，第二天打电话给我，说我的方法真是太厉害了，自己在家里做了一百次，感觉浑身的酸麻胀痛大大减轻，躺在床上一觉睡到天亮，再也没有骨头散架那种痛苦感了。

一杯温开水，锻炼不可少

很多人天天锻炼身体，但是身体并不怎么好。这可能跟方法不对有关，但也有可能跟锻炼后的习惯不正确有关。

告诉您个秘密，我无论做任何锻炼，打坐也好，散步也好，练功也好，都会先在身边放上一杯开水。锻炼过后，水温会刚刚好，然后慢慢喝掉它。

大家千万别小看了这一杯放凉了的温开水。不知您想过没有？锻炼是为了增加身体的阳气，属阳。那么放上一杯水，锻炼过后饮用，水属什么？属阴。这一阴一阳，从中医上讲，既增加了身体的阳气，又养阴生津。从佛学上讲，叫圆满。从西医上讲，运动过后也要及时补充水分。

有些人锻炼过后，累得浑身大汗淋漓，回家后倒头就睡，其实非常不好。因为这时候身体是最需要水分的。当身体最需要水分的时候没有得到及时补充，就会受到损伤。还有一些人锻炼过后回家就咕咚咕咚猛喝凉茶，却不知道饮食过凉则伤胃，如此下去，身体怎能健康？甚至有些人见无效果，反倒因此埋怨锻炼无效。

　　而你在锻炼前放一杯开水就不一样了。人每次锻炼的时间差不多都在四五十分钟左右，一杯开水放在那里，过了四五十分钟，正好变成三十多度的温开水，喝起来身体会非常舒服，也最能满足身体的需要。

　　这些整天锻炼却身体不好的人，就像捧着金碗要饭一样，就差别人那么一提醒，否则永远不会顿悟。

闹中取静放松操

　　我在给人做针灸的时候，经常会碰到一些人非常害怕，浑身僵硬，这时候我都会拍着他们的肩膀说，放松一下，要不然针都进不去了。

　　上面这是看得见的紧张，但是现在大部分人处于看不见的紧张状态中。很多人不理解，自己为什么长时间处于高负荷、快节奏的工作状态以后，会出现浑身酸疼、失眠、头晕眼花、无精打采等症状。其实，这都跟紧张有很大关系。就如扎针时有些人因为害怕，也会出现上述症状，道理都是一样的。

　　这些人就像是背着几十斤的东西在前行一样，你光告诉他们"放松、放松"是不行的，得帮助他们慢慢把肩上的重物放下来。

　　对此，少林寺有一种放松操，有解除思想、内脏和肌肉紧张的作用，这种操非常简单，您站着、坐着、卧着都可以做，您还可以根据自己的习惯或身体状况来选择，但是我要告诉您的是，站不如卧，卧不如坐，坐式是最好的。

　　(1) 站式

　　两脚与肩同宽，平行站立，两臂自然松垂，手贴大腿，小腹内收，头微低，下颌内收，颈椎要直，两眼微闭，舌抵上腭。

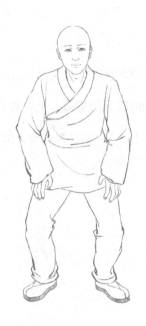

(2) 坐式

坐于高低适宜的凳子上，大小腿呈 90°角，脊柱平直，不靠椅背，下颌微内收，使百会与会阴两穴成一条直线。两膝相距约 20 厘米，手心向下，自然放在大腿上。舌抵上腭，两眼微闭。

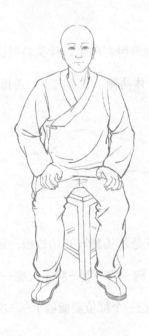

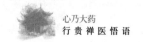

(3) 卧式

①侧卧式：侧卧于较柔软的床上，枕头高低应以能使颈椎保持正直为佳。贴着床的那条腿伸直，上面的腿自然弯曲。上面的手掌心向下，放于臀部。下边的手掌心向上平放在枕头上。左、右侧卧均可，但心脏病病人以右侧卧为好。

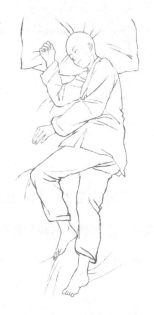

②仰卧式：自然安静地仰卧在床上，枕头高低以舒适为度。两腿伸直，双脚自然并拢。两臂放在身体两侧，掌心向下。舌抵上腭，两眼微闭。

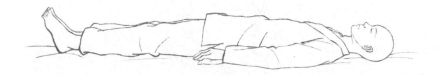

具体的做法很简单，就是从头到脚开始放松，顺序依次是头→面→颈→肩→大臂→肘→小臂→手；胸→背→腰→胯→大腿→膝→小腿→脚。

做的时候要注意，每放松一个部位要做够1～3次呼吸，吸气时不必注意，呼气时有意识地放松所在的部位，然后依次下行。如果感觉呼吸有困难时，可以等放松熟练以后再配合呼吸。每天不用多做，三次就可以了。

上面这个放松操，只要您感觉自己精神紧张、工作压力大、浑身没劲儿，反正是处于亚健康状态中的朋友，都可以做。放松操就是都市里"闹中取静"的无上妙法。

"剑指站桩"补阳气

俗话说"人活一口气"，但很多人不知道气是什么。气其实就是精神，身体是人生的基础，精神是人生的升华。

我给您打个比方吧。杯子是用来装水的，房子是用来住人的，杯子和房子只是一个容器，是为其所容之物服务的。但是，如果这个容器坏了，内容物就会漏泄。人也是这样，身体如果不好，精气神就会渐渐耗散，人就会显得萎靡不振。由于现代社会的巨大压力，加之很多人不知养生之道，一味透支自己的精力，往往年纪轻轻就感觉身体虚弱。长此以往，即使锦绣前程也终将毁于一旦。下面就是一个例子：

34岁的张先生已经是一个大学的副教授了，他因身体虚弱在爱人的陪同下找我看病。他说自己现在整天满脑子就一个字——累！天天没精神，脑子发木，对啥都不感兴趣，到家也不想说话。据他爱人所说，家里死气沉沉的，两个人还老是吵架斗嘴。

我问其为何吵架。张先生说："她老抱怨我经常加班不回家，回家还无精打采的。"

我对张先生的爱人说："夫妻双方要学会共渡难关，他是男人，男人要主外，

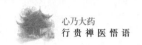

要去挣钱养家的。他的背上背着个大包袱，你还让他再抱着你，那他能受得了吗?"

张先生的爱人听了很感动，说:"师父，您真是一语点醒我了，我没想那么多。说起来，他既要上课还要搞科研，确实挺累的。"

于是，我说:"我给你们介绍一种内调的好办法，只要坚持锻炼，就可以改善体质，振奋精神。"这就是"剑指站桩"，这是少林寺武僧们练习武术以后，培补内气的一种基本功法，具有形神同练、动静相兼的特点。

剑指站桩可以使躯干和四肢的肌肉呈现持续静力性紧张，从而使气血调和，生理代谢机能增强。长期练习，可使精力充沛，气血流畅，有助于增强体质，预防疾病，对于身体虚弱、亚健康及一些慢性病有非常好的治疗效果。

(1) 准备动作

两脚与两肩同宽，平行站立，两臂自然下垂，两手轻贴大腿，身体正直，下颌微向后收，使颈椎保持正直，两眼平视。然后先使全身放松一下，想象一下天阳之气从百会穴进入身体，地阴之气从涌泉穴进入身体，而后汇聚于丹田，与自身之元气汇合，这就是"天地人之气合一"。先保持这种状态，自然呼吸10次。

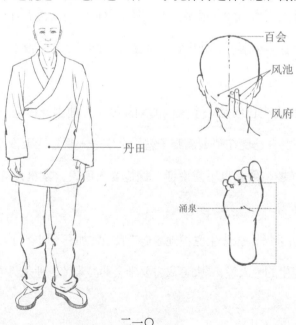

（2）正式动作

左脚向左横跨半步，两脚平行，中间距离约为脚长的3倍。想象自己的双脚像大树一样扎根于地下，入地三尺。屈膝下蹲成马步（刚开始学的时候可以稍高一些，不要勉强）。同时，双臂向前缓缓上抬，与肩同高，双掌变为剑指，手心向下，指尖向前，两手距离与肩同宽。上身正直，微收小腹，头正颈直，下颌内收，使百会穴、会阴穴和两脚跟连线的中点在一条直线上。两膝自然外开，膝不过脚尖，脚尖跟膝盖呈一条直线。两眼平视，双目微闭。然后进行自然呼吸，每次站桩20～40分钟即可。

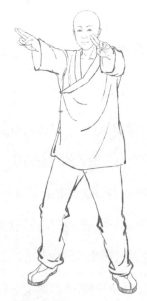

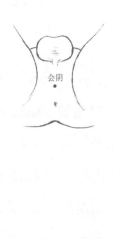

（3）结束动作

双手回收，竖直站立，双手叠放在小腹上，自然呼吸10次。然后搓手，擦面，擦颈部及大椎（低头时后颈处最凸出之骨节）。然后再次把左脚向左跨半步呈马步，双手十指相对放在大腿上，由外向内转6圈，再由内向外转6圈。然后双脚并拢，屈膝下蹲，双手仍放在原处，先向左旋转6圈，再向右旋转6圈。然后身体直立起来，从上而下拍打全身即可。左手拍打右侧肢体，右手拍打

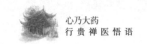

左侧肢体。站桩时您会感觉身体发酸，但经过拍打后这些酸疼感就没有了。

要注意的是，站桩初期有些人会感觉腿酸、臂疼或抖动，这都是正常现象，应该坚持下去。但是如果出现头晕、恶心、心慌等情形时，应当立刻停止，待恢复后再继续。

那个年轻的大学副教授回去后站桩 3 个月，大有效果。他告诉我："少林寺的内家功真是厉害，我现在感觉精神状态跟十七八岁的时候差不多。"他爱人也说他现在整个人阳气十足，回家后还跟家人开玩笑，陪孩子玩，现在他们整个家庭其乐融融。

饭后逍遥步，强身又忘忧

民间自古就有很多关于散步的谚语，如"百练不如一走""饭后百步走，活到九十九"，等等。所以，很多中老年人把散步作为锻炼的主要方法。我也一样，每天无论早、中、晚，只要吃过饭后隔 10 分钟，就要走上三四十分钟。但是，我散步的方法跟大家的可不一样，我走的可是正宗的少林绝技"逍遥步"。

所谓"逍遥步"，顾名思义，就是一种能让人逍遥快乐的散步方式。事实上，逍遥步是少林的前辈们，根据行禅的功理，利用闲暇时间散步的机会，结合前面我说的六字诀创造出来的一种健身治病的方法。

这种散步方法寓治疗于散步之中，是一种深受人们欢迎的传统锻炼方法，具有增强体质、改善免疫功能、促进病灶吸收、清热、泻火、补虚、壮阳的功效。它治疗范围很广，适用于各种癌症，各种心脏病，急、慢性肝炎，肝硬化，脑血管后遗症，高血压病，动脉硬化，慢性胃炎，更年期综合征，等等。

逍遥步分为慢步和快步两种，具体如下：

（1）慢步

慢步和平常散步一样，每分钟8～20步，这里说的一步是复步，即左右脚各迈一步。但和平常散步不同的是，逍遥步是在即将迈步之前，以大脚趾点地，足跟抬起，向内侧微旋一下，身体亦随着内旋之脚略微扭转。如右足跟向左内旋，则身体向右扭转，但幅度不要过大。

做的时候要注意，双手的摆动幅度不要太大，上至胃部，下到腹股沟，一上一下都在腹部中线附近来回摆动，始终不要离开腹部。摆动时，手成自然松弛状态，掌心朝向腹部。

这样做的目的是牵动足厥阴肝经和足太阴脾经，因为这两条经都起于大脚趾，一个在内侧，一个在外侧。牵动肝经，可以舒肝解郁，让人快乐，所以叫逍遥步。由于散步多在饭后，因此牵动脾经还可以消食、健脾。

（2）快步

快步的步法和慢步一样，但是频率提高了，每分钟行30～60次。对于慢步和快步，大家可以任选一种，但须量力而行。

（3）呼吸

要注意的是，在走路的同时还要配合一种呼吸之法，否则就是照猫画虎，只得其形不得其神。

第一种是吸——吸——呼——，这是一种以补为主的呼吸方法，体质差的人可以采用这种方法。前面两个吸是指吸气占两个单步，呼气占一个单步。如迈左脚吸气，迈右脚吸气，再迈左脚时则一下把气呼完。

第二种是吸——呼——呼——，这是一种以泻为主的呼吸方式，多用于实证病人。如有肺热、上火、烦躁、五心烦热等症状的人。做的时候，吸气占一个单步，呼气占两个单步。

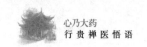

第三种是吸——呼——，这是一种平补平泻的方法，一般在康复以后做效果特别好。就是一个复步一次呼吸。

我爷爷长于乱世，一生颠沛流离，但是他仍然活到了九十七岁高龄。这跟他每天练习逍遥步有很大关系。记得我小时候看他走逍遥步时那种洒脱的神态，连我都感觉很开心。爷爷也说，他只要一走逍遥步，就把烦心事都忘了。

轻轻松松治颈椎

以前，颈椎病主要发生在 40 岁以上的中老年人。但是现在，这种病越来越年轻化了。颈椎病发作的时候，有些人会感觉到一侧肩臂手部痛、麻、无力，或伴有颈部活动不便，还有的人在起立、伸头、转颈的时候会出现眩晕，甚至恶心、呕吐，对工作和生活有很大影响，使人们谈之色变。其实，颈椎病是一种颈椎间盘的退行性病变，对于中年人来讲，大多是长期劳损造成的。而对于年轻人来讲，多是急性的，只要有恒心，是可以恢复的。

有个朋友的孩子叫研研，是个女生，在大学里学的是服装设计，工作以后在一家公司里主攻婚纱设计。有一天，朋友带着研研来找我看病，因为她颈椎不舒服，胳膊发麻，手抬得不高，抬起的时间也不长，甚至没办法拿起铅笔工作。

我当时对研研说："我来给你治治吧！"具体治法如下：

（1）放松颈部肌肉群

她坐在椅子上，我站在她后面用右手捏拿她的颈部以及肩部，捏拿了五六次，大约有 3 分钟，放松她的颈部肌肉群。

（2）后关节整复

我把她的头向前屈约30°，然后用右手大拇指按压第七颈椎上的棘突（也就是人低头时后脖子最凸起的地方），用左肘托住研研的下颌，向前上方牵引，然后慢慢向患侧旋转头部。做 5 ～ 6 次。

（3）颈部牵拉

我让研研躺在床上，肩部用枕头垫高，我立在床头，右手托住她的枕部，左手托住上颌部，慢慢地，轻轻地将她的头部自枕上拉起，使颈与水平面呈45°角，持续牵引2分钟。然后轻轻将头左右旋转和前后摆动各3次。

（4）热擦颈椎

我把自己的双手手掌搓热，然后反复揉按研研的颈部两侧，每侧6次，再用直擦法擦其颈椎两侧，以透热为度。

我给研研做完以后，她马上就感觉脖子轻松多了，我叮嘱其母，每天晚上按我的方法给孩子做推拿，应该一周左右就好了（每个人情况不同，时间也有长有短）。

我以前当医生的时候，到江苏出差，遇到一位同行，他跟我说了一个小单方——用生地黄 16 克泡水当茶喝。他说，自己就是用这个方法将颈椎病治好的。如果您的家人不在身边，你也可以试试这个方子。因为生地黄本身就有清热凉血、通经逐痹的作用。但是要注意，这个方子不要用太久，一周左右即可，因为生地黄为大寒之品，对证适量使用可以治病，日久却会伤身。

推推夹脊穴，腰腿不酸疼

有句俗话叫"人老不讲筋骨为能"，说的是人上了年纪以后，就会出现筋骨方面的毛病。平时在生活中也是这样，很多人到了四十岁以后，就会出现腰部僵硬、酸痛，不能久坐，早上起床后感觉腰沉，活动后会好一些，但稍一劳累就加重。严重的甚至弯腰也会受到限制。

牛女士是位农民，因腰疼来找我求治。她说，自己这辈子都毁在腰上了，下半辈子啥也干不成了。

我详细问其原因，她说："我 32 岁的时候，自己家里盖房，请了很多泥瓦匠来垒墙。我也闲不住，就去搬砖。结果从一人高的架子上掉下来，一下子摔到腰了。从那时候开始，腰就不行了，经常隐隐作痛，以后只能干点轻活儿，锄个地，拔个草什么的，再也没出去挣过钱，家里全指望俺家掌柜的（即丈夫）。最近两年病情加重了，腰开始疼，现在受不了了。腰发僵发硬，早晨起来都坐不起来，都是挪着下床的。"

我当时让她趴在治疗床上，我用右掌根从尾骨处开始向上推她的夹脊穴（从第一胸椎至第五腰椎，脊柱两侧 0.5 寸处，一侧 17 个，共 34 个），总共推了六次。然后又在她腰上横推了六次。最后双手叠加，把手掌放在她的命门上，揉了 100 次。

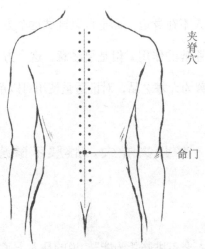

牛女士从治疗床上爬了起来，站在地上扭了扭腰，说好多了。然后我说："回家让你丈夫每天早晚这样给你按摩。

上面我给她治疗的方式，推夹脊穴是为了疏通阳经，调理五脏六腑。横推腰部是调理腰肌。揉命门是为了补肾强骨。

急性腰扭伤快速治疗法

我在医院的时候，治急性腰扭伤可是一绝。很多人开始都是由家人扶着或者抬着过来的，经过我几分钟的治疗，就能自己下床走回去了。为什么？因为我有独特的治疗急性腰扭伤的方法。

少林寺的僧人们在习武时，难免受伤，尤其是急性腰扭伤，非常常见。我小时候在少林寺就见到过很多，但是没有人一扭伤就在床上躺几天的，这全得归功于一个秘方。这个秘方就是"先找到腰扭伤时的疼痛点，然后用推拿中的　法来放松受伤的肌肉。"

做法很简单，医者轻握拳，以手背和四指相连的凸起的指关节为支点，来回不停地滚动，滚动时慢慢移动。再沿伤侧的骶棘肌纤维（紧靠脊柱两侧隆起处）方向如此操作6次，然后把手掌按在受伤处，扳起伤侧下肢抬高3次。接着，用右手在压痛点的上下方进行弹拨，以舒筋活络；再用右掌直擦伤侧骶棘肌，以透热为度。最后，沿着脊柱从上到下拍打，疏通全身经络。一般来讲，用上面的方法做完以后，很多人马上会感觉到疼痛减轻或消失，往往是抬着来，走着回去。

当然，受伤者要注意，一周内最好不要做腰部旋转或后仰动作，最好不

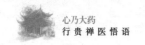

要进行剧烈活动。

腰肌劳损内外兼治法

小周最近刚开了个小饭店，很小，只有夫妻两个人经营，他当大厨，妻子跑堂。时间一长，他的腰就开始疼了，时轻时重。有经验的医生在进行触诊的时候，会发现这其实就是腰肌劳损。

此病也很好治，具体步骤如下：

①用手掌的掌根沿着腰背部两侧的膀胱经从上往下擦，左右各15次，再横着擦腰骶部15次。

②把手掌握成空心状，拍击腰背上的肌肉群各15次。

③按摩委中、承山两个穴位。

委中穴很好找，腿窝里横纹中心的凹陷处就是。把大拇指放在委中穴上，一按一松，人会感到非常舒服。可以左右手按左右穴，各按100次。委中穴是有名的"止痛"穴，凡是三叉神经痛、腰痛、膝盖痛等，都可首选委中穴治疗。

承山穴也非常好找，此穴离委中穴很近。把小腿绷起来，小腿后面最凸起的那个地方就是承山穴。按法同委中穴一样，一按一松，左右各100次。按揉承山穴也有缓解腰痛、腿痛等作用。

如果腰肌劳损殃及大腿，可以用胳膊肘按压环跳穴。此穴也不难找，把屁股绷紧，屁股蛋上有个凹陷的坑，就是环跳穴了。按揉此穴主要治疗大腿以下的疾病。患者可以让家人用胳膊肘每天左右各点按100次。

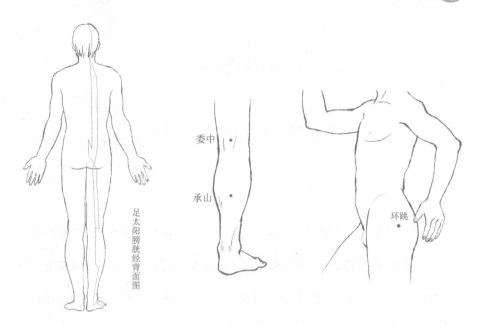

足太阳膀胱经背面图

委中

承山

环跳

我给小周做完治疗以后，他当时就说病好了80%。我说，剩下的20%交给你爱人，让她帮你治。一周后，小周来复查，说腰疼已经好了。我叮嘱他，由于工作的原因，他以后还是会出现这种情况，可以隔上三五天就让爱人帮他按摩一次。

像上面小周这种情况属于急性腰肌劳损，年轻人，发病没多久，易治。但有的人属于长期腰肌劳损，除了用上面的方法治疗外，还可以经常喝栗子大米粥，具体如下：

栗子100克去壳，加大米50克洗净，共同放在锅里加水煮粥，然后根据自己的口味加点白糖食用。

这里的主角当然是栗子，它入脾、胃、肾经，有健脾养胃、补肾活血、强筋健骨的作用。但是多吃容易导致气滞、上火，所以我在这里不建议直接吃，而是煮粥服用。

总而言之，腰肌劳损是一种"辛苦病"，说白了就是因为劳累造成的，所以患者家人一定要对其多关心一下，而上面所说就是最好的关心之法。

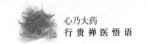
三、心脑疾病疗法

神奇柏树籽，让您睡得香

"放不下"是现代人的通病，其实，"放不下"的根本原因是害怕"得不到"。实际上，这就像一叶障目，不见泰山，反以为天地狭窄，一旦你学会放下"障目的树叶"，立刻海阔天空。挣钱也是如此，整天愁着怎么挣钱往往难以如愿，如果沉下心来专心做事，钱反而自己来了。

据说在热带地区，有一种捉猴子的陷阱。猎人把椰子掏空，中间留一个小洞，洞里放一些食物，洞口大小恰好能让猴子空手伸进去，而无法握拳拿出来。不一会儿猴子闻香而来，手伸进椰子洞中抓食物，由于手里握着食物，便缩不出来。当猎人来的时候，猴子虽然惊慌失措，但因不舍手中食物，最终只有乖乖落入猎人之手。

这个故事告诉我们，很多时候，若我们放不下眼前的利益，就可能失去更多。

43 岁的王先生是个大忙人，因失眠来找我求治。他跟我说，自己开了一个厂，很多关系需要自己打理，很多厂里的事需要自己协调，别人替不了，也不上心，所以他很累，老是失眠。我听了直截了当地说："不是别人替不了，而是你放不下！你把权力看得太重了，凡事都亲力亲为，怎能不累？如果你不把权力下放，你的企业也做不大。你回去后不妨试试，每当遇到一件事时，先在心里问问自己，这件事我必须亲自做吗？如果不是，那就交给其他人，这样坚持一段时间，必有好转。"

王先生听了若有所悟，然后他又问我，失眠如何处理。

当时正值秋天，我说："现在很多柏树籽都落了，您到柏树林里捡一些柏树籽，放在通风处晾一两天，做个枕芯，回去枕着睡几天失眠就好了。"

一个月后，这位厂长又来找我了，他说："师父，您真是神了，我回去之后做了个柏树籽枕，枕着真的就睡着了。而且您说得太对了，回去后我把很多事都分给别人了，员工都悄悄说，我气度变大了，而且厂里也没出什么乱子。我现在轻松多了，感觉整个人好像年轻了好几岁。"

其实，柏树籽能够治失眠，是因为把柏树籽剥开后，里面会露出一味中药，叫柏子仁。中医说，柏子仁归心、肾、大肠经，有宁心安神、润肠通便的作用。《本草纲目》中说，柏子仁"养心气，润肾燥，安魂定魄，益智宁神"。

不过宁心安神的中草药很多，我单选柏子仁的原因有两个。首先，柏子仁性平，不寒不燥，服用时间长些也不会伤身体，这也是《神农本草经》中把它列为上品的原因。其次，柏树籽做成的枕头，有一股清香之气，这是因为柏树籽里含有挥发油，有清利头目的作用。

这个方法对那些从事脑力劳动、操心过度的人尤其有效，比如备战高考的学生们，如果感觉学习压力过大、头脑不清，也可以使用。柏树籽在秋天掉落，如果您家附近找不到，可以到药店买一点柏子仁做枕芯，也可以起到同样的效果。

桂圆荷包蛋，补血又安神

记得我小的时候，有个人来找爷爷看病，这个人说自己整天感觉胸闷，没有力气。用现在的话说肯定跟心肌缺血有关。

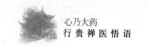
他来找爷爷看病时说自己家里没有太多钱，爷爷就问他："每天一个鸡蛋能不能保证?"病人说可以。爷爷说："你去买点桂圆，每天早晨烧一壶开水，倒到碗里，然后把鸡蛋打到碗里，找个盖子盖上，焖上5分钟，然后再放7个桂圆。吃上100天，就好了。"

那个人听了爷爷的话，感觉也不怎么花钱，于是就按爷爷说的做，没想到竟然真的就痊愈了。

鸡蛋的营养非常丰富，桂圆有益心脾、养血安神的作用，像老年人气血不足、少气无力、产妇失血过多都可以用它。至于为什么用7个桂圆，这其实跟禅医文化有关。佛学认为7是1个周期，用7个意在圆满。

这个方法在我后来的行医生涯中也屡试不爽。现在，患有心肌缺血、心慌等心脏疾病的中老年人越来越多，我把这个方法教给他们，让他们坚持吃，用不了100天，很多人就感觉浑身有劲，就像脱胎换骨了一般。

十指开花，告别老年痴呆

在我的寺院门口，每天都有一个精神矍铄的老太太在卖香火，这位老太太正是我的母亲。老太太卖香火有个特色，物美价廉，很多人都愿意上她那去买。但是，买过香火的人，会惊讶于老太太的大脑。有时候花几十块钱买一大堆香火，她几秒钟就算出来了，比计算器还快。

说出来您可能不太相信，我的母亲已经91岁高龄了。

当然了，母亲卖香火也不为赚钱，我们家姊妹10个，个个都很孝顺，老人一点儿也不缺钱花，就为找个事儿做。

我母亲的大脑思维之所以这么敏捷，主要是因为我教了她一种锻炼方法，很简单，我把它取名为"十指开花"。

记得二十多年前，母亲有一阵子脑子似乎不怎么好使，有时候好像"老糊涂"了，做什么事也容易丢三落四的。

于是，我就教给妈妈一个方法——锻炼双手的十指。方法非常简单：双臂伸展放在身体两侧 4 点钟和 8 点钟的方向，稍稍抬起，握拳，大拇指压于四指之上，掌心向后。然后从小指开始，到无名指、中指、食指、大拇指，一个指头一个指头地伸开，同时双手的掌心开始向前翻转，就如两朵花在慢慢绽开一般。等五指全部伸展后，掌心向前，然后再从小指开始，一个一个往回收，同时掌心向后翻转。刚开始练习的时候，动作一定要慢，不要太快，否则起不到锻炼的效果。每天早晨练习 150 次就可以了。

这个方法之所以能锻炼大脑，是因为从中医上讲，十指连心，而心主神明，统领全身，锻炼十指，就能让人心血旺盛，思维敏捷。经现代生理研究发现，人的每个部位，如双手、双脚等在大脑都有反射区，正因为有反射区，所以大脑才能指挥全身各个部位。而双手最为灵活，因此它在大脑的反射区也最大，占到了所有反射区的三分之一。所以，用我上面说的"十指开花"的方法，一下子就能锻炼大脑三分之一的反射区，思维当然灵活了。

芹菜是个宝，常吃脾气好

人类的文明是从学会用火开始的。只要生起火，人就能吃上熟食，就能吓退动物。传说在一万多年前，燧人氏在燧明国（也就是现在的河南商丘）

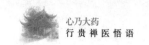

发明了钻木取火，自此开启了华夏文明。

我有一次给人治疗上火的时候，忽然灵光一现：所谓钻木取火，不就是用根木棍在木板上不停地转动，从而产生热量，得到火源吗？人的身体不也如此吗？现代人每天工作节奏那么快，做什么事都火急火燎的，体内也会生出无形之火，而这就是民间俗称的"上火了"。

中医说"天人合一"——不就是这样吗？

我给人治上火，从来没有让他们花过一分钱，因为我有一个很简单的方法——吃芹菜。我认为，人在上火的时候，不仅会出现手脚心发热、口腔溃疡、便秘等身体上的症状，还会出现烦躁、易怒等心理情绪问题。

而芹菜不仅可以清热，还能平肝、润肠。中医说，肝藏血，主怒，所以芹菜能平息肝火，使人息怒。由于它还能润肠通便，所以可作为大肠的清道夫，而肠道一清，火热自泄，相关症状自然缓解。

大家每天花上个一块八毛的，买点芹菜，回来洗干净切成小段，放在开水里烫上1分钟，加点调料，就可以吃了，又脆又爽口。

以前我有个学生，他经常上火，嘴干，跟着我坐诊时，一上午都能喝三四杯水。即使这样，他的小便仍然很黄，大便也很干。后来我跟他说："你不能喝那么多水，人的肾脏代谢水的能力是有一定限度的，你喝那么多水会给肾脏增加很多负担，时间长了肾脏就出问题了。"于是，我建议他吃芹菜。

学生很听话，坚持吃了一个月。后来他跟我说："老师，我的红斑狼疮好了！"

我听了很吃惊，不过一想就明白了，红斑狼疮跟体内热毒炽盛有关。吃一段时间芹菜以后，体内的热毒一消，红斑狼疮自然就不见了。

除了身体上的"火"，大家还有心灵上的"火"，那就是怒火。每个月农历的初一和十五，我都会在佛堂里接待来烧香的人，有些人有病，我就给他们治病；有些人在生活中遇到困难，我就开导他们。

记得有一次，有一个人来找我，他说："师父，我上次发了一次脾气，当时头晕得不行，其他人赶紧打电话叫120，结果到医院检查也没发现什么大问题。"

我问他是不是经常发脾气，他点了点头。当时我说："你知道发脾气的坏处吗？《三国演义》里，张飞做那么大的官，就因为经常发脾气打骂下属，结果头被割了。由此可见，乱发脾气的坏处。俗话说得好，'**利刃割体痕易合，恶语伤人恨难消**'。你动不动就发脾气，恶语伤人，别人难道不恨你？谁看到你都在心里骂你千遍万遍，你不头晕头疼才怪？你想想是不是这个理儿？"

那人听了点点头。

我又说："你看佛陀怎么说的？'**一念嗔心起，火烧功德林**'，就是说发一次脾气，就能把你以前所有的修行都一把火烧光了。听完你还敢发脾气吗？"

我当时觉得这几句话虽然不长，但是说得非常好，原本有些人坐在禅堂门口的椅子上在等着，都站起身凑过来听。

那人又问："我忍不住怎么办？"

我顺手拿起笔，把这两句话写了下来，对他说："回去后，一句话放在家里，一句话放在公司最显眼的地方。"

那人也很有意思，他后来又来寺里见我，说："师父，我把您那两句话，一句放家里，一句放公司。在家里每当我要发怒时，家人就冲我指墙上的字，我就不冲他们发火了。在公司里，我把这句话贴到笔筒上，因为那个笔筒正对着门，下属一进来，我先看到笔筒上的字，再看到下属，就不会骂他们了。这招果然很有用。现在，家人和下属见到我，都说我脾气好多了。"

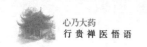

深憋一口气，心梗不用慌

心肌梗死，简称心梗，说白了就是心血管堵住了。如果小血管堵住了，人会感觉到心口疼、心慌，等等。如果心脏的大动脉出问题了，那就可能危及生命了。

一般情况下，患有心脏病的人，家里都会备有速效救心丸，发病的时候赶紧含化一片就能救急。但是，很多病人在心梗急性发作时却不一定有时间把药拿出来，甚至眼睁睁地看着救命的药在眼前，却没力气去拿。而且，现在有很多中青年人以前并没有检查出来患有心脏病，当然不会在家里准备速效救心丸，但他们同样可能突然出现心梗。

那么，这时候该怎么办呢？我教您一个保命的方法吧！很简单，如果您突发心梗的话，那就赶紧深吸一口气，然后憋上十几秒钟。有很多人就因为这一口气，缓过来了。

当然，无论缓没缓过来，如果这时候身边有速效救心丸，那就趁憋气的空余赶紧打开药含服。如果没有药那就赶紧通过拍打桌子等发出响声让家人拨打120急救。

我原来在医院的时候有个男同事，四十来岁，经常找我看病。他的毛病特别多，爱喝酒吃肉，爱抽烟，所以有高血压、高血脂。他的血压老是降不下去，他也经常找我看，但没办法，自己管不住自己的嘴，大罗金仙也没办法。

我每次见他的时候都要说："你可不能再这样了，再这样会出问题的。"他每次都连连点头，但坚决不改。后来有一次他来就诊的时候，我就跟他说，万一发生心梗了，就赶紧深吸一口气，然后憋住，憋气的时候，把嘴鼓起来，把意识集中在心脏部位。为了保险起见，当时我还让他试了一下。

意想不到又意料之中的事发生了。有天早上，我刚到科室里就听别的大夫说他住院了，正是因为心梗，幸好就住在医院边上的家属院里，送得及时，把命保住了。

原来，那天他又去喝酒了，晚上十一点多到家以后，就感觉心口疼，有濒死感，好像快不行了。还算万幸，他想到了我的话，赶紧憋气，然后指着自己的心口跟他爱人示意。他爱人也在医院上班，一看就明白了，马上拨打 120 把他送到了医院。

通过这件事，他也算因祸得福，把烟酒都戒了，肉也吃得少了，每天都锻炼身体。后来他见我的时候跟我说："我这条命就是你救的！"

常吃舣量包子茯苓茶，身轻如燕壮如牛

我们在看武侠电视剧的时候，看到一些侠客腾高跃下，身轻如燕，往往羡慕不已，总希望自己要是有这身功夫就好了。

可是台上一分钟，台下十年功。功夫我是没法教您了，但是可以告诉您个秘密：要想身轻如燕，其实跟饮食也有很大关系。

少林寺的武僧们，由于每天习武，消耗巨大，因此每天都要吃一种"能量包子"，这是由四种仁组成的，分别是核桃仁、柏子仁、松子仁、桃仁。在这四种果仁里，核桃仁补肾健脑、润肠通便，柏子仁养心安神，桃仁活血化瘀。在这里面，松子仁补肾益气，但是它还有个特点——它是所有植物性食物里热量最高的，这对于习武之人太好了，可以保证他们在练武时有足够的力气。

把这四种果仁放在一起捣碎，在做包子时加进去食用就可以了。由于它含有的营养物质特别丰富，因此寺里称它为"能量包子"。

但是，正因为这种包子营养太丰富，如果每天吃，很容易引起上火等问题。这时候就要配上茯苓茶。说到茯苓，您可能不知道，它其实就是松树或柏树下长出来的一种菌类，白白的，泡出来的茶有一种甜甜的味道，喝起来口感也非常好。由于茯苓有清热利尿、安神养心的作用，所以用能量包子配上茯苓茶，可以让人营养充足但又不至于上火。

有位黄先生，最近迷上了锻炼，天天进健身房。但是练了一阵子后，他发现身体不仅没变好，反而越来越虚了，且四肢没劲，他对此非常不理解，问我这是怎么回事。

我说："你原来不爱锻炼的时候，身体的能量是进大于出，所以会发胖。现在你天天锻炼，但是身体所需要的能量不够，这是出大于进，身体没劲儿很正常。"

于是，我把上面这个能量包子茯苓茶的食疗方教给了他，还跟他讲少林寺的武僧们就吃这个，他听了感觉非常好奇，回家后就迫不及待地到药店把这些食材买了回来。

半个月后，他跟我说，服用了能量包子茯苓茶后，当他再锻炼的时候，再也没有身体虚弱的感觉了。他还跟我开玩笑说，自己要是再练练武，都可以当俗家弟子了。

地龙黄豆治癫痫

癫痫是一种常见的神经症状，民间称为羊痫风，或羊角风，表现为突发

的脑功能短暂异常，如意识障碍、肢体抽动、感觉异常、行动障碍等，此病往往迁延难愈，反复发作，病人痛苦不堪。

我在年少时，曾见一个村妇抱着一个患有癫痫的孩子来找爷爷看病。爷爷给了她一个验方——地龙黄豆：

地龙干 60 克，黄豆 500 克，白胡椒 30 克。

一起放到锅里，加上清水三碗（约 2000 毫升），用小火煨至水干，取出黄豆放在太阳下晒干，存在瓶子里，每次吃黄豆 30 粒，每天早晚各一次。

此方里面的地龙干其实就是炮制过的蚯蚓，它主治小儿惊风，《圣济总录》中说，地龙治小儿慢惊风，心神闷乱，烦懊不安，筋脉拘急，胃虚虫动，反折啼叫。

其实，如果用于治疗惊风，地龙是可以直接入药的，但是它有个缺点——腥味太重了。若直接服用，不仅是小儿，连大人也会拒绝，所以需要加入黄豆和白胡椒。

因为黄豆是常用食材，不仅可以清热解毒，还可以补脾益气，让孩子的脾胃变好。由于脾胃是气血生化之源，脾胃好了，身体的免疫力也会增强；白胡椒在这里也有两个作用，一是去痰，因为中医认为羊痫风与痰浊阻络有很大关系，二是调味去腥，因为它本身就是一种调料。

这个方子非常绝，做出来的地龙黄豆，既有祛风、镇静、止痉、安神、健脾的作用，味道又不至于让人难以接受。

我后来在医院上班，也用上面这个方法治好过很多癫痫病人，记得印象最深的一个，是个 22 岁的男孩子，因为癫痫，家里人都愁坏了，其实孩子长得倒是白白净净、文文气气的，我用上面的方法让孩子坚持服用，后来他再也没有发生过癫痫。

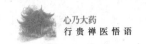

神经衰弱不用慌，自有良药来帮忙

当我们的大脑处于长期紧张和精神压力过大的状态中，就会导致精神活动能力减弱，其主要特征是精神易兴奋和大脑易疲劳、睡眠障碍、注意力不集中、记忆力减退、头痛等，还可伴有各种躯体不适等症状。有些人还会出现胡思乱想，以至入睡困难，心里跟有一个脱缰的野马一样，四处乱跑，难以控制。

现在神经衰弱的病人特别多。经常有一些企业家找我看病，他们老说"脑子不够使，爱忘事儿，这边别人刚说的事，自己扭头就忘了。"这就是长期事务缠身，脑力消耗过度，以至神经衰弱的典型例子。

以前我有个朋友，是做期货交易的，特别有钱，他推荐了一个人来找我求治。此人是他的办公室主任，过来后就跟我说，国际期货形势不好，自己压力非常大，整天都要看很多报表，等等。我问他都有什么不舒服，他说："爱忘事儿，容易头晕，看一会儿报表、计划书之类的就头大，耳鸣，睡觉少做梦多，这样已经半年多了。"

真是"隔行如隔山"啊！对他说的那一行我一点也听不懂，但是他的这些症状其实跟肝火上炎、灼伤心阴有关，只要花几块钱买点龙胆泻肝丸吃吃就好了。这个方子清肝火，利湿热的效果非常好，古代医书如《医宗金鉴》《兰室密藏》等里面都有记载。

还有一类人由于心脾不足、气血两亏，也容易失眠多梦，心慌不安，头晕健忘，但是还会表现出一些脾虚的症状。如肚子胀，不爱吃饭，面色苍白，身体消瘦等。治疗方法也很简单，吃一段时间归脾丸就可以了。

还有一些人由于心肾不交也会导致神经衰弱。因为心主火，肾主水，心肾不交的时候，心火不能下行温肾水，肾水不能上行滋心火，这时候除了会有心慌不宁、虚烦不眠等症状外，还会表现出一些跟肾相关的症状，如脱发、健忘、腰膝酸软、盗汗遗精等。

不巧的是，治疗心肾不交没有特别好的中成药，但是有个小验方也非常简单有效：

夜交藤 30 克，合欢皮 30 克，桑椹子 12 克，徐长卿 30 克，丹参 15 克，五味子 9 克，黄连 6 克，甘草 3 克。

每天晚上熬一点，不用太多，临睡前一小时，喝上 100 毫升就可以了。

其实，我们的大脑是不怕用的，越用它就越灵活，但是要张弛有度，要让它得到充分的休息，否则就会出问题。

心绞痛保命妙法

心绞痛发作时，会发生阵发性的胸痛，发病的部位多在胸骨后面。发作的时间不长，一般都不超过 5 分钟，很少有超过 15 分钟的。但是发作的时候，病人会感觉到像一座巨石压在自己胸前一样，有些人甚至会有绞榨性剧痛，用"心如刀绞"来形容再合适不过；有些人会感觉自己有濒死感，好像自己很快就要不行了。所以，心绞痛发作的时间虽短，但是大多数人害怕得很，生怕这一疼，命就保不住了。

心绞痛从中医上讲，可以分为四个证型。

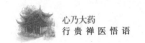
（1）心气虚型

这类人多感觉浑身没劲儿，没精神，不爱说话，胸闷，气短，舌淡苔白。这类人在锻炼的时候，可以做"呵"字诀和"吹"字诀（以吸为主），每天早晚各六次，然后配上逍遥步吸长呼短，每天两次，每次三十分钟至四十分钟。"呵"字口型可以养心，"吹"字口型可以养肾，两诀同用，可在补心气的同时培补肾元，增加先天阳气。

（2）心阴虚型

这类心绞痛的病人多有心烦、失眠、手脚心发热、爱出汗、喜欢喝水、大便干等表现。这时候，可以用"呵"字诀（吸短呼长）来去心火。但是，这类人本身大多身体素质比较差，所以还要配上"吹"字诀（吸长呼短）培补肾元。最好每天再配上逍遥步（短吸长呼），每天两次，每次三四十分钟。

（3）心血瘀阻

有些人心绞痛发作的时候，疼痛非常固定，就在膻中穴（两乳头连线的中点处即是）上，疼痛比较剧烈，舌质暗紫而且有瘀斑，这多是由于心血瘀阻所致。

心血瘀阻的时候，很容易造成血管堵塞而诱发心梗，从而危及生命。这时候疼痛的地方就是瘀阻的地方，可以把自己手掌的大鱼际（大拇指根到掌根处凸起的肌肉）放在膻中穴处，然后每天早晚用力按揉100次。同时，每天早晚再练上"呵"字诀6次，配上逍遥步（以长吸短呼为主，步子不要快，以慢步为主）。每天两次，每次三四十分钟，量力而行。

十几年前我在门诊上碰到一个老先生，就是心血瘀阻导致的心绞痛，在他住院期间我除了系统地给他用药外，就是让他坚持用上面的方法锻炼，效果非常好。老人后来把我当作他的定点医生，一有不舒服就来找我，但再也没有出现过心绞痛。

（4）痰浊阻心

还有些人心绞痛发作的时候，会出现恶心、呕吐、腹胀、胸闷、憋气等症，若有舌淡、苔白腻，则往往是痰浊阻心之证。这类人宜练"呵"字诀和"呼"字诀，但均应以呼为主，进行逍遥步锻炼的时候也应以长呼为主，每天两次，每次三四十分钟。

其实，心绞痛无论哪种证型，都跟心血管不通有关，"不通则痛"嘛！所以，在刚发现心肌缺血等苗头的时候，就应该未雨绸缪了。我这里有个食疗方，叫"长命包子"，对此颇有疗效，具体如下：

马齿苋、韭菜等量，分开洗净，摊开阴干两个小时，切碎，根据自己的口味煎几个鸡蛋，切成小碎块儿拌均匀，再加入各种调料，然后用发面包成包子蒸熟就可以食用了。

这个方子里，马齿苋可以散血凉血，韭菜有温中补肾的作用。长期吃这种食物，在不知不觉中就可以防治心脏病，还能延年益寿，所以叫长命包子。

很多人觉得食疗太慢，要两三个月才能起作用，但是别忘了老祖宗有句古话"慢工出细活儿"。食疗是慢，但是却能把你的心脏慢慢养好。

六字诀降压小窍门

脑血管破裂和心梗对人们的危害极大，一旦发作，若治疗不及时，十有八九非死即残，故而人们谈虎色变。其实，真正的罪魁祸首是高血压。人的血管就像一个堤坝，血液就像黄河，血压高的时候，黄河就开始泛滥，不停

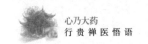

地冲击着血管壁。时间一长，血管壁的弹性就会变弱，动脉将逐渐硬化。如果任由血压继续升高，那么迟早有一天，脑血管会破裂，从而造成脑出血，若脑血管堵塞就会造成脑梗死。心血管亦如此。

所以，得了高血压一定要尽早控制。

我在门诊上见到最多的高血压病人就是肝阳偏盛型的。那么，何为肝阳偏盛呢？打个比方，在北方冬天供暖时，锅炉里的火只要够旺，管道里的水就会一直热下去。同理，肝阳偏盛之人体内的肝火为其血管里的血液提供了不停冲击心脏和大脑的热量，所以，这类人往往会感觉到头痛、失眠、急躁、口干苦，且看起来面红、舌尖红。

这类人要注意，一定要练一练我前面所说的"嘘"字诀，每天给自己测测血压，血压高的时候就练，早晚还要各走三四十分钟逍遥步。

还有一些人的高血压跟肝肾阴虚有关。这类人经常会感觉到头痛、眩晕、耳鸣、腰膝酸软、心慌易怒、失眠健忘，看起来舌红而干。说到这里大家可能会有点糊涂，这不跟肝阳偏盛一样吗？

不！头痛、失眠、心慌、易怒等，都跟肝有关，因为肝藏血，主怒。但是肾主骨，生髓，开窍于耳，所以像眩晕、耳鸣、腰膝酸软、健忘等就跟肾有关了。如果一个人同时具备上述症状，那就是典型的肝肾阴虚。此时，除了要练"嘘"字诀，还要配上"吹"字诀，然后每天早晚各走三四十分钟的逍遥步。

其实，无论是哪种证型的高血压，都可以用芹菜粥来调治。具体方法如下：

取芹菜100克，根、叶都不要丢，一起洗净后切碎成丁。将100克大米放在锅里煮熟，等米熟成粥的时候再放入碎芹煮熟。每天早晚食用，可健胃利尿，镇静降压。

菊杞豆芽防中风

要想当一个好大夫，不仅要能治已成之病，还要能察觉潜伏之病的先兆，这样才能未雨绸缪，将疾病扼杀在萌芽状态，最大程度减少患者的痛苦。

我以前在医院的时候，孙教授是我的老病号。他是一个大学的硕士生导师，为人洒脱豪爽，爱交朋友爱喝酒，加之平时工作太忙，欠缺运动，所以退休后得了高血压、高血脂。

他有一次来找我求治的时候说："大夫，我最近不知道怎么回事，总感觉左手发麻，有时候说话还会漏字，不知道是怎么回事。"

我当时就明白了，就像地震前井水会冒泡、牛羊不进圈、狗会乱叫一样，人要得中风前，也会有很多前兆。中风的危害非常大，会造成偏瘫、失语等，甚至危及生命。很多患有慢性病的老年人，谈到中风就色变。但当时我没告诉孙教授这些，怕吓着他。我在给他调整完降压药后，又跟他说："你最近火气比较大，有个清热解毒的食疗方，你试试吧。"

此方名叫菊杞豆芽菜，做法非常简单：

把鲜的白菊花花瓣 10 克（干的 5 克即可）用清水洗净，用凉开水浸泡；再找鲜嫩的枸杞叶 20 克，洗净，用沸水汆烫一下立即捞出来，放到冷开水中浸凉捞出来备用；绿豆芽 250 克，去根须，洗净，放在沸水中汆烫一下立即捞出，再用冷开水浸凉，捞出，控净余水。然后将绿豆芽放在盘中，再放上枸杞叶，最后撒上菊花瓣。完工后上下皆白，中间碧绿，临吃时根据自己的口味加上白糖、盐、醋、香油等拌匀即可。

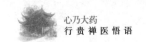

孙教授本身就是有学问的人，对这种新鲜的食疗方很感兴趣，回家后立即照方服用。两周后，他又来复诊，说自己吃了菊杞豆芽菜后，手果然就不麻了。

上面这道食疗方，有清热解毒、滋肝益肾、降压退热、止晕凉血的作用，可以帮助消除内火，疏通肝、肾等经脉。体内无火了，血液就不会过度冲击血管壁造成血管破裂，中风自然消弭于无形。

四、呼吸系统疾病疗法

少林寺的治感冒方

少林寺的和尚们虽然天天习武，身体强壮，但是偶尔也会受寒感冒。这时候，寺里的师父都会用三个指头捏上一撮白胡椒末，放上几片姜，熬成水，然后把这些调料给捞出来，再下上一点面条，最后加点调味料做成汤面条（一定要带汤）。趁热喝上一碗，然后盖上被子睡上一觉，一出汗病就好了，您不妨一试！

上面这个方法主要针对受寒感冒初起、症状轻微之时，其实感冒还有好几种证型，详述如下。

（1）风寒型感冒

风寒感冒其实与受寒引起的感冒区别不大，患者多会表现为流清鼻涕、咳嗽、打喷嚏等。如果您不喜欢白胡椒的味道，还可以试试我的"五神汤"：

荆芥 10 克，苏叶 10 克，茶叶 6 克，生姜 10 克，红糖 30 克。

在锅里加上两碗水，把荆芥、苏叶、茶叶、生姜放到水中先用大火烧开，再换成小火煎上 20 分钟。这时候经过蒸发，药汁差不多就剩下一碗了。把药汁倒出来加入红糖搅匀，趁热一口气喝下，然后盖上被子睡上一觉。等到晚上把药渣再用同样的方法熬一次，再喝一次。一般一两天感冒即愈。

（2）风热型感冒

这种类型的感冒患者多会表现出一些热症，比如发热、头痛、流黄涕、口干、咽喉肿痛、有黄痰、舌苔发黄等。这时候可以试试"五神茶"：

金银花、菊花各 10 克，苦竹叶 30 克，桑叶 5 克，薄荷 2 克。

这些其实都是亦药亦茶之品，到药店就能买来，而且非常便宜。把它们买回来以后倒入茶壶里加上开水冲泡 2 分钟，最好是能保温的茶壶，随时饮用，可清热解表散风。

（3）表寒里热型感冒

所谓表寒里热就是外表有寒、内里有热。外表有寒多会引起头痛、身痛、怕冷、鼻塞等。里热会引起发烧、口渴、咽痛、痰黄、尿黄、便干等。这时候可以做一道青龙白虎汤：

白萝卜（白虎）200 克，洗净切碎。橄榄（青龙）5 枚。

把两者共同放在一起加水熬汤，每天 3 次，各饮一小碗。这个方子可以清热解毒，还有一定防治流感的功效。

我现在在佛光寺、古禅寺做住持，到了冬天，就会备一些五神汤或青龙白虎汤，天一冷就会让大家喝一些五神汤或青龙白虎汤，以此预防流感。到了夏天，就会备些五神茶。所以，寺里的和尚、义工们很少有感冒的。

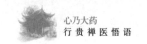

喝水如品茶，面目得滋养

我小时候在少林寺，常看见寺里的师父们喝禅茶。所谓喝禅茶，就是当茶泡好以后，趁着腾腾的热汽，先用鼻子深吸一下，再闭上眼睛品一品茶香，再轻轻地抿上一口。日久天长，我也养成了这样的习惯，即便拿着杯子喝开水的时候亦如此。

记得在我三十多岁时的一个冬天，天气特别干燥，科室里好几个医生护士都感冒了，嗓子疼，发烧。大家在聊天的时候，有一个大夫无意中说了一句，"今年冬天的天气太干燥了，鼻孔里感觉特别干。"很多人就跟着附和，但是我却没有这样的感觉。当时我手里正端着一杯开水，用鼻子吸一下，然后轻轻抿一口。突然，我脑中灵光一闪，今年冬天的天气确实非常干燥，但是为何我却没有一点鼻孔发干的感觉呢？而且我从小很少感冒，不知是不是跟我这种喝水如品茶的方式有关呢？

于是，我开始留心起来。慢慢地我发现，原因就是那喝开水前的一口热汽，氤氲熏蒸，滋养面目，简直千金难买。

我每天在门诊上看病人写病历时，常常累得眼睛都模糊了，这时我就把眼睛放在水杯前，用热汽熏一熏，干涩的眼睛得水之汽，很快就变得明亮了。

每当天气干燥，我的鼻腔里发干之时，我就在喝水前用鼻子用力吸上一下，再用嘴呼出来。反复几次，鼻子马上就不干燥了。

当说话过多，嗓子干疼时，我就用嘴在水杯前深吸一口热汽，再用鼻子呼出来，反复几次，嗓子的疼痛感马上减轻很多，比吃润喉片管用多了。

女人脸干的时候，会面无光泽，甚至脱皮，时间久了还会早生皱纹。做面膜，抹保湿水，非常麻烦，那些化妆品还有可能伤害面部皮肤，倒不如用一碗开水，将脸放在上面，用热汽蒸一蒸。

凡事都怕认真二字。就是这小小的一杯水，真的让我受用终身。后来，我把这个方法教给女儿，她上初中、高中时，学习很紧张，班里大部分同学都戴上了眼镜，但她的视力却非常好，而且很少感冒发烧。

急性咳嗽食疗方

王女士感冒了一星期，虽然自愈，但是却落下个病根儿——咳嗽，咳的时候大多数情况下没有痰，就是在干咳。尤其是在半夜里，甚至都能咳醒。偶尔有痰时，却是咳吐不爽，非常难受。她到医院拍了个胸部 X 光片，一切正常，但做血常规检查时发现白细胞略有增高。一看结果，她就沮丧起来，以为又得吃抗生素了。

后来，王女士被她的婆婆带到了我的寺院里。那天正巧我在，听她一说干咳无痰，我就告诉她，这在中医上叫燥咳，患者干咳无痰，或痰少而稠，咳吐不利。这种病多发生在感冒好转以后，因为感冒的病灶多在鼻咽部，当鼻咽部症状好转后，感冒看似好了，实际上没有，病灶只是顺着呼吸系统往下转移到支气管了，从西医上说这叫急性支气管炎。

其实，燥咳在中医上来说，根本就不是个事儿，也没必要吃抗生素什么的。只要服用芝麻冰糖饮即可：

每天早、中、晚，饭前半小时，用 15 克生芝麻、10 克冰糖，加开水冲泡，

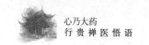
然后喝完，一般两三天就好了。

王女士服用两天后过来感谢我，说自己已经不咳嗽了。

所谓燥咳，顾名思义，病因有二，一是燥，二是咳。所以治疗之法，第一要养阴生津，第二要止咳。其实芝麻冰糖饮是一个很老很老的偏方，非常有名。方中用芝麻是因为它入肺、肾、脾等经，有止咳的作用，还可以增强身体的免疫力。而冰糖可润肺、止咳，还可以清痰。

另外，前面我说的六字诀大家也可以试试，可用"呬"字诀（以呼为主）清肺热、"吹"字诀（以吸为主）补肾气，增强免疫力。

如果您喜欢厨房的话，还可以做一道食疗方：

银耳15克，沙参20克，百合20克，冰糖30克，蜜枣4枚。

做的时候，先把银耳浸泡在水里发好。然后用砂锅先煎沙参、百合、枣，煎煮40分钟后，放入银耳和冰糖，再煮上几分钟就可以吃了。这个方子也有滋阴润肺、化痰止咳的作用。

其实，急性咳嗽除了燥咳型外，还有风寒型和风热型。

（1）风寒型急性咳嗽

此类病人除了咳嗽外，多有怕冷、发烧、头痛、身子没劲儿、咳痰稀薄、舌苔白等表现。对付这种风寒型的急性咳嗽，用芥菜姜汤就可以了：

鲜芥菜80克，洗干净，切碎；鲜姜10克，切成片。一起放到砂锅里，加上四碗清水，煎成两碗后加上一点盐，早晚分两次喝完就可以了。

（2）风热型急性咳嗽

这类病人发病期间会有发热、口干、咳黄痰等症状，可用罗汉雪梨膏治疗：

将干净的罗汉果一个、雪梨两个放进砂锅中，加入净水，放在火上，先用大火煎煮，待其开锅后，改微火，煮20～30分钟，将水沥干，这时候粥已成糊状，也可以叫羹状，每天早、中、晚各吃上两三勺即可。

方中的罗汉果性味甘凉，具有止咳定喘、解热抗痨的功效，与清热养胃、滋阴润肺的雪梨配在一起，其养阴清热止咳的作用更强，对风热型急性咳嗽的治疗效果特别好。

蜜饯双仁，专克老慢支

治病不彻底就如养虎遗患：有些人感冒没治彻底，留下了后遗症，就会出现急性咳嗽，急性咳嗽要是还没治彻底，那就会转成慢性咳嗽。而慢性咳嗽以慢性支气管炎居多，这类人经常咳嗽吐痰，一到冬天或者气候突然变冷的时候病情就会复发或加重，而且咳嗽非常频繁，自己控制不住。当天气变热的时候症状就会减轻或消失。

刘女士患老慢支已经七八年了，以前也找大夫看过，大夫说她肺里有啰音，查 X 光片还有阴影。她自己一直纳闷，肺里怎么会有"敲锣"的声音呢？

其实，患有老慢支的人，两肺上下，特别是下部，如果用听诊器听的话，就可以听到位置不定、粗细不等的干性或湿性啰音。所谓啰音，是指除正常呼吸音以外多余的音，声音也不像打锣，而是像鸣笛或者飞箭的声音。做 X 光片检查的话，会发现患者肺部阴影增大，纹理增粗等。

老慢支这种病容易反复发作，病人的情绪也容易受到影响。中医讲，肺主悲，上面这个老年人患了老慢支，情绪也随之低落，这其实都跟肺有关。

宋代名医杨倓，曾著有一本书叫《杨氏家藏方》，里面有一个治疗老慢支的名方，叫蜜饯双仁，我为大家详述如下：

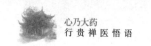

甜杏仁 250 克，核桃仁 500 克，蜂蜜 500 克。

先把甜杏仁炒黄，但是注意不要炒焦了。然后放在锅里加水煮上一小时，再把核桃仁捣碎下锅，换成小火，等锅快干的时候加入蜂蜜，拌匀，煮沸，收火。每天早晚各服一次，每次 3 克就可以了。

别看这个方子简单，但功效不凡。在这里面，甜杏仁有两大作用。第一，可以宣肺止咳，这是治标；第二，可以温肺补肺，这是治本。仅这一味药就可以标本兼治。核桃仁在这里也有两个作用，第一是止咳平喘（久咳之人容易喘），第二是补肾固本。中医认为"久咳入肾，治咳必治肾"，所以这个方子不仅可以润肺止咳，还可以培补身体。

这位老人回家吃了一冬天，到了冬末的时候，就不咳嗽了。过完年正月十五，她又来我的寺院上香，见到我的时候说："这次过年时我再也没有咳嗽，这是我七八年来过得最舒服的一次春节。"

治肺气肿食疗方

我小时候在少林寺，经常看见附近的乡亲来看病，那时候医疗条件非常艰苦，药品贵得跟金子差不多，所以，很多时候人们都是用一些奇效验方治病。

在来看病的乡亲里，其中有很多是一些患有肺气肿的老年人。由于患了肺气肿，呼吸困难，咳嗽痰多，非常可怜。这时候，寺里的禅医都会把地里种的南瓜藤掐掉一截，插到瓶子里。经过一夜，南瓜藤的藤液就会流到瓶子里一些，第二天早晨加上开水，让老年人冲饮，再配上少林寺的"呬"字诀、"呼"字诀、"吹"字诀、逍遥步，进行锻炼，慢慢地，老人们的症状也会大大减轻。

上面这个方子，并非是空穴来风，而是有根据的。老年人的肺气肿，多跟脾虚生痰有关，在肺阴不足或肺有郁火的时候，也会出现咳嗽多痰。南瓜藤液性味甘苦微寒，有健脾、润肺、和胃的功效。所以，它可以克制肺气肿。

当然了，天时不如地利，地利不如人和。南瓜藤治肺气肿的效果是好，但是此物并非四季皆有。

但是有一道针对肺气肿的八宝粥，可以经常让老人食用。这个方子很简单：

杏仁6克，桃仁6克，核桃仁10克，芡实20克，薏苡仁20克，百合20克，花生仁30克，银杏（去壳）20克。

放在锅里加水先煮上20分钟，再加入粳米100克煮成粥，一天分两次服完。如果有的人饭量比较大，也可以一次吃完。这个方子可补肾健脾，宣肺止咳。

治疗咳喘不求人

曾有这样一个故事：

一个人在屋檐下躲雨，看见观音正撑伞走过。这人说："观音菩萨，普度一下众生吧，带我一段如何？"

观音说："我在雨里，你在檐下，而檐下无雨，你不需要我度。"这人立刻跳出檐下，站在雨中，说："现在我也在雨中了，该度我了吧？"观音说："你在雨中，我也在雨中，我不被淋，因为有伞；你被雨淋，因为无伞。所以不是我度自己，而是伞度我。你要想度，不必找我，请自找伞去！"说完便走了。

第二天，这人遇到了难事，便去寺庙里求观音。走进庙里，才发现观音的像前也有一个人在拜，那个人长得和观音一模一样。

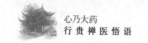

这人问："你是观音吗？"

那人答道："我正是观音。"

这人又问："那你为何还拜自己？"

观音笑道："我也遇到了难事，但我知道，求人不如求己。"

从这个故事中，我们应该学到：在生病的时候，治疗是一方面，但更不能忘了自救。什么是自救？每天按时吃药，注意衣食住行，加强锻炼，辅以穴位按摩、心理治疗，等等。如此坚持下去，病岂能好得不快？

（1）肺热伤络型支气管扩张治法

二十多年前，我在医院上班的时候，来了一个老人。他在家里孩子们的陪同下前来看病。老人双眼无光，身体消瘦，一见我就说："大夫，我咯血了，我是不是快不行了？"

我一看就明白了，老人是有心病了。我问他原因，他的儿女们七嘴八舌地说，老人患有慢性咳嗽十几年了，最近经常咯血，四处医治无效，只能赶紧从老家送来求治。

我当时让他做了两个检查，一个是 X 光片，一个是支气管镜。结果 X 光片正常，没有阴影，排除了肺癌的可能。支气管镜结果显示，支气管管壁充血、出血、增厚、扩张。

病因清楚了，是支气管扩张，咳喘、痰多、咯血都是此病的典型症状。

我又详细检查了一下，老人的痰色黄黏稠，痰中带血，还伴有口干、舌红、苔黄等症。这明显是肺热伤络造成的。

"你这病不是癌症啊，老先生！只是支气管扩张！"我先把这句话说出来。

老人一听，马上精神为之一振，觉得看到希望了，但是随之又开始发愁，他问道："这病花钱多不？我家里太穷，怕治不起。"

"不用花钱，坚持锻炼就成！"我回答。

然后我给老人示范：①自己向前臂方向用力推大鱼际（大鱼际就是手掌大拇指指根处那块凸起的肉）。②由里（小指侧）向外（拇指侧）揉尺泽穴（尺泽穴很好找，把手臂上举，在手臂内侧中央处有个粗腱，腱的外侧就是）。

揉这两处主要是清肺中之火。

③顺时针慢揉太溪穴（太溪穴也很好找，在脚内踝后缘的凹陷当中就是）。按摩这个穴位，可滋肾阴，引肾水清肺火。④把手握成空心拳，捶击中府穴（中府穴也很好找，咱们颈部的锁骨外面，三角窝处就是）。这样可以清调肺脏之气。

这四穴相配，可以起到喘缓、咳轻、血止之效。

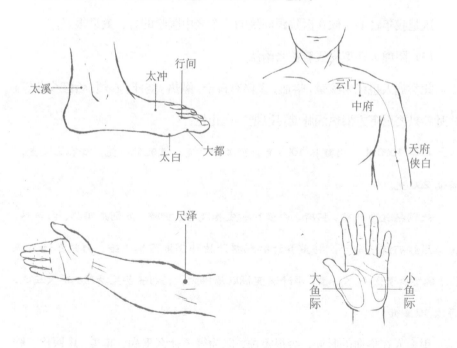

上面这个方法，每天 3～4 次，每次 36 遍或 54 遍，左右皆按。

说起来您或许感觉很烦琐，其实这四个穴左右各一，总共八个穴，做完

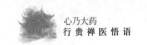

也就七八分钟的时间。这时候，再配上"呬"字诀、"呼"字诀、"嘘"字诀、"吹"字诀、逍遥步，每天坚持锻炼四五十分钟，就能收到清泻肺热之效。

上面说的是肺热伤络型支气管扩张，但此病还有脾虚湿重和阴虚火旺两种类型，需分别治疗。

(2) 脾虚湿重型支气管扩张治法

此类病人咳嗽多，痰多是白色，由于脾虚，因此大多精神比较差，舌苔白腻。这时候，可以用如下这个小方治疗：

甜杏仁 12 克，川贝母 12 克，法半夏 6 克，橘络 10 克，莱菔子 12 克，白术 12 克。

加四碗水，煎成两碗，早晚饮用。

这是我年轻的时候在医院跟同院的一个老中医学的方，效果很好。

(3) 阴虚火旺型支气管扩张治法

此类病人也经常咳嗽，咯血，多伴有口干、潮热、盗汗、心烦、舌红少苔等。这时候只要用下方清热润肺就可以把咯血止住：

鸭梨 1000 克，白萝卜 1000 克，鲜姜 250 克，炼乳 250 克，蜂蜜 250 克，黄酒 250 克。

把鸭梨洗净去核，切碎。白萝卜和生姜洗净，切碎。分别把鸭梨、白萝卜、生姜用纱布绞挤取汁。将萝卜汁和鸭梨汁放到锅里煎熬浓缩，再把姜汁、炼乳、蜂蜜和黄酒加入共煮。等汁液变稠以后停火，装到瓶子里待服。每天三次，每次 10 毫升。

很多人在咯血的时候，会很害怕，以为得了什么重病，其实，中医讲"肺为娇脏"，太热或太寒都易导致咯血，只要排除了肺癌，咯血只不过是"纸老虎"而已。

团身抱膝治哮喘

如今，支气管哮喘的发病率越来越高。当发作的时候，病人往往会表现为喘鸣性的呼吸困难，尤其以呼气性困难为特点，伴有烦躁不安，胸部闷疼。这时，身体的辅助呼吸肌大都会参加呼吸运动，锁骨上下显著下陷，病重时病人会张口抬肩，大汗淋漓，唇指紫绀。有些人还会伴有剧烈咳嗽，吐泡沫样痰。

关于支气管哮喘，我是有深入研究的。这种病可分为肺寒型和肺热型，在不发作的时候和正常人没有区别。中医的 "气化理论"认为，肺为气之主，肾为气之根，若肾虚根本不固，则吸入之气不能归纳于肾，就会造成气机紊乱，上壅于肺，而导致哮喘。所以，哮喘虽然表现在肺上，但是病根儿却在肾上。所以，在治疗的时候，也应当以补肾和泻肺为主。

治疗支气管哮喘，有一种锻炼方法叫"团身抱膝"。做的时候，先用"呬"字口型长呼短吸，做到鼻尖和上唇出微汗，然后可以走一走逍遥步以放松全身。接下来就可以进行团身抱膝了。

做的时候，先仰卧在床上，屈膝团身，以双手紧抱双膝，勾头，下颌贴紧胸部，大腿贴于腹部，以腰部接触床面。吸气后抱膝并闭气到腰，闭不住时松手伸腿，直腰直颈以"吹"字口型呼气，然后吸气团身抱膝。

站起，两脚并立，全身放松，两膝屈曲下蹲，以双手紧抱双膝下部，使大腿与胸腹贴紧，屈颈勾头尽量向膝部靠拢，意念集中于命门。

在呼吸配合方面，要注意：下蹲时吸气，吸足后勾头闭气到腰，闭不住时直腰起立，边起边用"吹"字口型呼气。如此共做六次以上。

或者直腿弓腰：双足并立，直腿弯腰，以双手扳双足跟，吸足气后闭气到腰，闭不住时呼气直腰。呼气时用"吹"字口型。

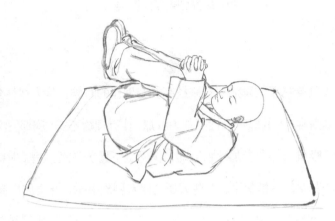

中医说，肾主纳气，肺主呼气。不知道大家想到了没有，我们的肾就像两颗豆子一样，有一个弯弯的弧度，而肺则像棵倒着的大树。所以，上面这个动作团身抱膝，就是模仿肾一样收缩为一颗豆子；然后再模仿肺，像棵树一样伸展。在做动作的时候再配合口型进行呼吸，就能起到锻炼肾、肺的作用。

团身抱膝这种锻炼方法，老幼皆可，关键是要有恒心。只要坚持锻炼，身体就会向好的方面发展，慢慢地，体内的正气压住了邪气，哮喘自然就不会发作了。

倒步扩胸宣肺气

我非常敬佩交通警察、教师等人，他们整天跟尾气、粉尘接触，就是拿自己的健康来换取别人的安全与成长。可能是从小深受佛祖的教诲，我在当医生期间，每当碰到交警、教师等职业人群的时候，都会给他们推荐一道粥。

当然，这道粥不是我发明的，而是一位叫王中举的名医发明的方子：

黑豆、豌豆、大枣、柿饼各100克，杏仁、桃仁、苏子各10克。

加到水里煎成粥状服用就可以。

我和王医生在一次交谈当中无意间聊到了教师的粉尘污染问题，他毫不犹豫地就把这个方子贡献出来，那种大医无私的精神让我至今难忘。这个方子有补脾壮筋、补血安神、宽胸宣肺、活血化瘀的功效。

我从小练武，所以非常热爱运动，后来我发明了一种"倒步扩胸"法，发现它对于预防粉尘污染及强身也有很大好处。做法很简单，就是一边倒着走一边做扩胸动作。倒步可以调动全身的气血，而扩胸有利于宣肺宽胸。

需要强调的是，由于在倒步的时候，我们无法看到身后的事物，因此这个运动需要在广阔平坦的地面上进行。刚开始的时候，可以先进行倒步，然后逐渐增加到倒步扩胸。另外，有高血压、眩晕等疾病的人最好不要尝试。

记得以前在门诊上坐诊的时候，我碰到过一位中学教师，在单位组织的一次体检中，他的 X 光片提示，在其肺部的中下叶发现若干网织阴影。他非常害怕，来看病的时候脸上愁云遍布。我把王中举医生的食疗方介绍给他，并告诉他，这个方子不仅可以宽胸宣肺，还能够补脾壮筋，强身健体。他又问有没有什么锻炼方法，我将倒步扩胸也一并告诉了他。

三个月后，他又进行了肺部 X 光片检查，结果提示网织阴影已经消失。当然，这个老师的病情相对比较轻。但是，对于一些阴影较重的人，它也可以起到抑制病情发展的作用。

酸梅青果饮一杯，慢性咽炎从此清

黄女士 36 岁，是河南一家剧团的戏曲演员，豫剧唱得非常好，是剧团里

的"台柱子"。她找到我的时候，说："师父，您要是把我的慢性咽炎治好了，就等于把我的命给救了。我现在 36 岁，正是唱功最好的时候。最近得这慢性咽炎，嗓子发痒，经常不由自主清嗓子，已经严重影响了我的工作。正是因为我唱不了，剧团里好几次活儿都没接成。"

我说："我说的两点你能做到，嗓子就能好。"

第一是治法：买酸梅 10 克、青果（也就是橄榄）50 克，洗干净后共同放在砂锅里，加水浸泡上一天，然后放在火上煎煮，水开以后再煮上十几分钟，然后根据自己的口味加点糖就可以喝了。这是一天的量，喝完为止。

这个方子有清咽利膈、止咳化痰的作用。其实，很多人得了咽炎以后，症状也不严重，但总感觉嗓子不舒服，或有异物感，而上面这道中药饮品，只要喝上一口，马上会感觉嗓子里清爽无比。

第二是护法：要注意保护嗓子，最好在平常出门时就围个围巾，不要让嗓子受寒受凉。

黄女士按我的说法，回去喝了七天，嗓子就好了。此后，嗓子再也没有出过问题。

五、肝肾系统疾病疗法

内服外练治疗慢性胆囊炎

中医经典《黄帝内经》上说："胆者，中正之官，决断出焉。"就是说咱们的胆，有维持公正，调理平衡的作用。如果你经常饮食不规律，或者爱生气，它就会站出来"说话"了。这时候，人就容易出现胆囊炎，有些人还会合并有胆结石。

杨女士是个慢性胆囊炎患者，经常会感觉到右上腹疼痛，尤其是饭后发作的次数较多。最近情况好像越来越坏了，吃东西的时候还会出现恶心呕吐，有时候疼痛还会放射到右肩胛区，而且疼痛的时间也越来越长了，以前是几分钟，现在是几十分钟甚至一个多小时。

她自己在两个月前曾经在医院看过，效果不太好。我看了看她两个月前的病例以及检查结果。B超结果提示，胆囊处有流沙状结石。万幸的是，结石不是那种有超强回声的硬结石，而是呈流沙状的。出现胆囊部位疼痛的原因，是饭后胆汁流出时结石移动，刺激胆囊壁或胆管。

这时候除了要治疗胆囊炎外，还要注意排石，要不然时间久了，结石就会越来越硬，越来越大，就不好排出了。

禅医里有一种排石方法，我以前向很多患有胆囊炎合并结石的人传授过，反响非常好。具体方法是：

饭后十分钟，先进行逍遥步锻炼，然后再做"呼"字诀和"嘘"字诀各6次以上。胆囊炎跟肝和胃的关系最为密切，"呼"字诀可以疏肝行气，"嘘"字诀可以调理脾胃。这些锻炼做完以后，找个空气清新的地方站立，准备做两组动作。

第一组：顿足跟，人呈站立式，双脚并拢，全身放松，自然呼吸。两手五指并拢，指尖朝前放在胁部，两臂要尽量向后放。然后尽量向上提脚后跟，再猛然落地。

第二组：搓两胁，在顿足的时候双掌向前搓两胁部。同时心里要想着自己的胆囊部。每天早晚做 20 ～ 30 次。

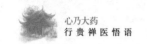

杨女士做了一周，胆囊炎发作的次数就越来越少了。一个月后，已经不再发作了。两个月后复查胆囊，流沙状结石也已经消失了。

还有一个食疗方——"金钱草银耳粥"，可以起到同样的效果，具体如下：

四川大金钱草50克，白术10克，白芍12克，茯苓12克。

加水煎煮去渣。如果药汁不够的话，可以加点水，然后用发好的银耳和蜜枣各50克、粳米100克煮粥，根据自己的口味加上冰糖或蜂蜜早晚服用。这个方子有利胆排石、柔肝健脾的作用。

我想提醒大家的是，胆囊炎大多合并有胆结石，如果您积极治疗，可以两病同治。如果您不闻不问，就会两病同重。到最后结石越来越大，越来越硬，通过胆管排不出来，就只能做手术了。

湿热清除，何来肝炎

我爷爷曾经医治过很多肝炎病人，记得有一次，有一位二十多岁的女性前来求治，她皮肤发黄，还伴有乏力、呕吐、畏寒、发热等。爷爷当时开了个方子：

茵陈30克，六月雪根60克，白茅根30克，山楂30克。

爷爷叮嘱她，回去熬好后，每天早晚饮用，可以多熬一些，让家人也喝一点（害怕她传染家人）。

爷爷又把逍遥步和"嘘"字诀传授给了病人，并叮嘱她，长呼气，慢步行。

让我想不到的是，十天后，她全身的黄疸就消退了。

爷爷说，她的黄疸是肝胆湿热型的，主要表现为肤黄、身体无力、腹胀等。这主要是因为湿邪的特点是"困重"，所以人会感觉到没劲儿。

除此之外还有一种肝郁脾虚型肝炎，这类人容易心烦易怒、两胁胀痛、头晕头痛，吃饭少，精神疲惫。

对于这种情况，也有一个简单有效的方子：

夏枯草 60 克，白糖 30 克，大枣 30 克。

加入 1000 毫升水，先煮夏枯草、大枣，再去渣放入白糖，浓煎到 500 毫升左右就可以了。然后早晚分两次空腹喝下。同时配以顿足跟、搓胁肋的锻炼方法。

大家要注意，得了肝炎后一定要早治，否则慢慢就会导致肝硬化，甚至肝癌。

赤小豆粳米粥治肾炎

现在，医学专业越分越细，医生看病的范围也越来越窄，这非常不好。原因很简单，很多病的发病部位和病根不在同一处。比如，胆汁反流的时候，病人容易出现口苦的症状；腿疼可能是因为腰上的神经受压迫了。

所以说，头痛医头、脚痛医脚的方式是不可取的，要想成为一名优秀的医生，必须具备把握全局的眼光。而我以前在医院之所以看病准，主要得益于我是个全科医生。

还记得在二十多年前，有一位陈先生因患高血压来找我看病。在诊断过程中，我突然发现他的眼睑有点肿。我当时警惕心就上来了，就问他："你这眼皮肿多久了？"

陈先生说："今天才肿的，早晨起来我照镜子梳头的时候还纳闷，也没熬夜什么的，眼皮怎么会肿呢？"

我当时就说："你这可能是得了急性肾炎了，保险起见做个尿常规检查吧。"

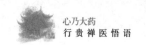
十几分钟后,陈先生来到我诊室,我还吃惊呢,检查结果这么快就出来了?没想到陈先生惊慌地说,结果还没出来,但是他刚上厕所的时候尿血了。

又过了十几分钟,结果出来了,显示尿里有白细胞等,这明显是急性肾炎。

当时我告诉他:"不用怕,吃些益肾利湿的就可以了。"然后提笔开方如下:

白茅根25克(如果是鲜白茅根用100克),新鲜的冬瓜皮50克,西瓜皮50克。

用纱布包好扎紧,再加入50克赤小豆,放在锅里加水煮沸,再煮上20分钟左右,捞出纱布袋子,加入150克粳米,再煮上20分钟,每天早晚喝两次。

白茅根本身就有凉血止血、清热利尿的作用。《本草纲目》中说它:"止吐衄诸血,伤寒哕逆,肺热喘急,水肿,黄疸,解酒毒。"冬瓜皮利水消肿,西瓜皮有利水通小便的作用,赤小豆对肾性水肿的治疗效果也特别好。整个方子以消肿、利水、止血为主。

陈先生回家喝了一天,眼睑的水肿就消失了。他又喝了三天,第四天来我诊室,我又给他开了个尿常规检查单,做完复查回来,结果提示尿常规已经恢复正常了。

六、妇科疾病疗法

让女人告别痛经的秘方

很多女性在行经期间或者经期前后,都会发生小腹或腰腹疼痛,并且伴随着月经周期反复发作。作为一名女性医生,且在门诊上也经常遇到这方面的问题,久而久之,我也总结出经验来了。

我在门诊上发现，痛经的证型最常见的有四种，分别是气滞血瘀、寒湿凝滞、血热瘀结、气血两虚。

(1) 气滞血瘀型痛经

这类女性多会表现为经前乳房胀痛，胸胁胀满，小腹疼痛如刀割一样。月经量一般比较少，颜色发紫或发黑，有的会呈现血块状。这类女性，可以练习前面我说的少林医学里的放松操，从月经前三天开始，一直到月经结束，可以每天坚持做一次。

我有一次到江苏去参加一个学术交流会的时候，曾遇到一位叫陈尚志的名医，他给我提供了一个名叫"痛经宁"的秘方。他曾用这个方子治疗痛经，并进行了临床统计，结果显示，在治疗的118名女性里，有明显效果的占70例，有效的占36例，有效率高达89.83%。这个方子具体如下：

炒当归9克，炒川芎9克，紫丹参9克，制香附9克，炒延胡索9克，炒金铃子9克，红花6克，炙甘草4.5克。用水煎服。

经期前10天开始服用，服至月经到来，为一个疗程。一般情况下一个疗程下来，痛经即可改善，服用2～3个疗程痛经可消除。

(2) 寒湿凝滞型痛经

无论是月经前期、行经期还是后期，此类女性都会出现小腹冷痛的症状，并且按则加重，月经量一般比较少，色黑、有块。另外，这类女性还多伴有手脚冰冷的问题。这个也很简单，把中成药艾附暖宫丸和乌鸡白凤丸配在一起，每天服两次，每次1丸即可。

(3) 血热瘀结型痛经

这类女性主要表现以热证为主。主要有经前或经期腹痛下坠，腹部有刺痛感，身体发热或者腹部发热，尿黄，月经多为紫黑色，质稠有臭味。说到

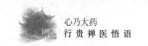

这里很多人会不理解，不是说"寒则凝"吗？血热怎么还会瘀结呢？其实很简单，就像大地一样，冬天天冷的时候，河水会结冰。但是如果夏天天太热了，河床没水了，也会干裂。人体也是同一个道理。

这里还有一个诀窍，生殖系统在中医上属肾的范围，血热多为炎症造成，跟外邪侵袭有关，治宜清泻，但是肾是先天之本，宜补不宜泻，所以在治疗的时候应当通过泻肝来达到泻肾火的目的，可以考虑下面这个方子：

瞿麦 10 克，萹蓄 10 克，延胡索 10 克，川楝子 10 克，车前子 9 克，赤芍 10 克，地骨皮 10 克，知母 10 克，黄柏 10 克，甘草 6 克。

用水煎服。经期前 10 天开始服用，服至月经到来，为一个疗程。一般情况下一个疗程下来，痛经即可改善，服用 2～3 个疗程痛经可消除。

（4）气血两虚型痛经

此病跟身体素质差有很大关系。这类痛经主要表现为经期或经后小腹隐痛，按则减轻。由于身体差，所以此类人大多面色苍白、语声低微、身体乏力、心跳缓慢、气短、食欲不佳，月经量比较少，色淡质稀。可以用中成药八珍益母丸和人参养荣丸配合服用，每天两次，每次 1 丸，坚持吃上一段时间，既可以改善痛经，也可以增强体质。

盆腔瘀血综合证治法

袁女士生完孩子以后，就落下病根儿了，她来找我的时候说："生完孩子以后，到现在已经六年了，她还没有上过班。"我详细问其原因，她一边指着自己的腰、小腹、臀部等处一边跟我说她的症状。我一听，符合盆腔瘀血综合征"三痛两多"的特点：即盆腔坠痛、低位腰痛、性交痛、月经多、白带多。我告诉她，关于治疗盆腔瘀血综合征，有个"盆瘀功"效果不错，只要坚持每天锻炼 6 次，就可以把病治好。具体动作如下：

（1）仰卧在床上，屈双膝，上身不动，先向左扭转髋关节，双膝也向左摆到最大限度，同时吸气；再向右扭髋摆膝，同时呼气。一左一右为一次，最少要做 40 次。在扭转的时候要注意，肩胛骨不要离开床面。

（2）伸直双腿，腹部放松。以左手平放于剑突下，向右、向下按摩至耻骨联合上方，接着再向左、向上按摩至剑突下为一次。向右下按摩时呼气，向左上按摩时吸气。共按摩 100 次。接着换成右手以同样的方式按摩 100 次，只是方向相反。

（3）将呼吸调均匀，稍稍休息。然后屈膝、团身、勾头，双手紧抱双膝，头与膝尽量相接（刚开始接不上也不要勉强），腰部着床。平卧时吸气，团身抱膝时闭气。接着放松双手，伸直双腿，放下头部，恢复仰卧姿势。此为一次，连做 6 次以上。

（4）吸气时收缩肛门和外阴，呼气时放松，类似于提肛运动，连做 30 次以上。

另外，还有一道"莲芡粥"，具有补肾健脾、活血止带的作用，对于女性白带过多、身体虚弱有很好的作用，有空的时候可以熬一下，坚持服用。

莲子 100 克，泡好去心，芡实 100 克洗净，鲜荷叶 50 克，益母草 30 克，土茯苓 30 克（后三种用纱布袋装好扎紧）。

共同放在锅里煮上 30 分钟。然后捞出布袋，加粳米 50 克煮粥，分成两次，早晚服用，喝的时候可以根据自己的口味稍加点白糖。

后记：降伏疾病，健康人生

患了癌症，对于绝大多数人来说，就等于是被判了死刑。我在 1996 年就被确诊为癌症晚期，到现在已经过去将近 20 年了，可我却越活越精神，越活越年轻。这跟我从小学习少林禅医有很大关系，跟我研习佛学，并从中汲取了大量智慧也是分不开的。

但遗憾的是，又有多少患了癌症的人能摆脱死亡之神的束缚，重新拥有健康的身体，与家人同享欢乐呢？

与此同时，世上还有很多人，只不过患了些常见病，或者根本没病，仅仅是遇到了一点点生活中的烦心事，就开始焦虑、烦躁、抑郁，搞得天天不开心。

鉴于此，我写下此书，把我的领悟分享给大家，让生病的人们不再害怕，让生气的人们不再烦恼，大家一起健健康康、甜甜美美地生活。

我是个"爱讲话"的出家人，经常有人请我去讲课、看病，闲暇时分我就在寺里给大家看病、谈心，从不让自己闲着。很多患病的人因此而痊愈，很多烦恼的人因此而开朗，当我最终把这些经历集结起来，就汇成了此书。所以，这不是一件随随便便的作品，而是一本汇集了我 20 年抗癌经历、50 年治病经验、一辈子佛学智慧的书。

因缘聚会，方成此书。在这里，我首先要感谢赐我智慧的佛祖，是他给我指明了前进的道路。然后要感谢那些帮助过我的人，是你们在我重病的时候，给了我坚强。我还要感谢那些我帮助过的人，如果我是一条鱼的话，你们就是江河湖泊，是你们让我明白了每天活着的意义，让我体会到自己存在的价值。

最后，还要感谢中国中医药出版社以及负责本书的编辑老师们。我是一名中医专家，而中国中医药出版社是出版中医药图书的权威出版社，我的著作能在此社出版，这是对我的极大认可。这本书从交稿，到审阅、校对，再到出版，凝聚了中国中医药出版社老师们的心血，是他们的耐心、精心和一丝不苟，终于使这本书完美付梓。

这是一个匆匆忙忙的社会，我们也因此得了很多"忙病"，既有身病也有心病。佛说："人有三心，分别是肉团心、真心、妄心。"肉团心就是我们的心脏。真心又称真如本性，主宰着肉团心的搏动。妄心就是执着心、分别心、欲望心，正是百病之源。

——所以说，心是大医王，心净百病消，心乱万病生。而此书正是一本能消除浮躁社会中碌碌众生妄心的书。让我们通过此书学会放下，化解分歧，清净淡泊，从此消除疾病，共同健康！

——南无阿弥陀佛！

释行贵

2015 年 11 月 29 日